T0135514

ppt – Schriften zur Psychotherapie

Band 2

Herausgegeben vom
Institut für Psychologische Psychotherapie
und Beratung Berlin e.V.

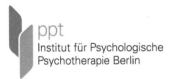

ppt
Institut für Psychologische
Psychotherapie Berlin

Thomas Nölle

Psychotherapie als soziale Praxis

Mit einem Vorwort von Ariane Mossakowski, Lars Hauten,
Karl Haller und Tobias Fenster

Mit einer Abbildung

V&R unipress

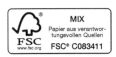

Bibliografische Information der Deutschen Nationalbibliothek
Die Deutsche Nationalbibliothek verzeichnet diese Publikation in der Deutschen
Nationalbibliografie; detaillierte bibliografische Daten sind im Internet über
https://dnb.de abrufbar.

© 2022 Brill | V&R unipress, Theaterstraße 13, D-37073 Göttingen, ein Imprint der Brill-Gruppe
(Koninklijke Brill NV, Leiden, Niederlande; Brill USA Inc., Boston MA, USA; Brill Asia Pte Ltd,
Singapore; Brill Deutschland GmbH, Paderborn, Deutschland; Brill Österreich GmbH, Wien,
Österreich)
Koninklijke Brill NV umfasst die Imprints Brill, Brill Nijhoff, Brill Hotei, Brill Schöningh,
Brill Fink, Brill mentis, Vandenhoeck & Ruprecht, Böhlau und V&R unipress.

Umschlagabbildung: © Thomas Nölle
Druck und Bindung: CPI books GmbH, Birkstraße 10, D-25917 Leck
Printed in the EU.

Vandenhoeck & Ruprecht Verlage | www.vandenhoeck-ruprecht-verlage.com

ISSN 2699-8092
ISBN 978-3-8471-1395-9

Inhalt

Vorwort

Die *ppt*-Buchreihe folgt einer nicht-linearen Entwicklungslogik. Ausgangspunkt war ein Sammelband mit Texten von und über Siegfried Schubenz. Da Schubenz nicht unser »Häuptling« war, zeichnete sich der erste Band bereits durch thematisch vielfältige und sich teils widersprechende Texte aus. Das war sozusagen ein Blick zurück, ein Blick auf die nur schemenhafte Gestalt dessen, was das *ppt* ausmacht und wie es sich entwickelt hat.

Die folgenden Bände sind so geplant, dass vor allem Themen Platz finden, die nicht im eng gedrängten »Pflichtcurriculum« der psychotherapeutischen Ausbildung unterzubringen sind. Nicht nur dieses Anliegen teilt sich die Buchreihe mit der Vortragsreihe »Offenes Forum Psychotherapie«. Vielmehr stehen beide Reihen in einem engen Austausch miteinander: Einerseits sollen Vorträge aus dem Forum als Beiträge in der Buchreihe weiteren Anlass zur Diskussion geben; andererseits sollen in der Buchreihe Themenfelder eröffnet werden, die die inhaltliche Gestaltung des Offenen Forums prägen. Thematisch sind die Beiträge damit sehr weit gefächert. Was sie miteinander verbindet, ist ihre Suchrichtung: Was ist für die Psychotherapie relevant, auch über die Approbationsprüfung hinaus?

Diese grundlegende Frage nach der Entwicklung und der Ausrichtung der Psychotherapie als Wissenschaft, Anwendungsdisziplin und Teil des Versorgungssystems ist immer wieder Gegenstand (selbst-)kritischer Diskussionen gewesen. Die Geschichte der Psychotherapie ist von mehreren großen Umbrüchen geprägt. Die jüngste bedeutsame Veränderung ist das »Gesetz zur Reform der Psychotherapeutenausbildung« vom 15. November 2019, welches Ausbildung und Berufsstand vollkommen neu regelt. Als Teil dieser Reform wird erneut debattiert, welche Inhalte, Schwerpunkte und Ausrichtungen der Psychotherapie Einzug in den neuen Studiengang erhalten und welche Kompetenzen und Befugnisse Psychotherapeut:innen zukünftig haben sollen. Auch die Frage nach der grundsätzlichen wissenschaftlichen Ausrichtung und den Bezugswissenschaften der Psychotherapie wird neu verhandelt. Insofern ist die Beschäftigung mit dem Grundverständnis darüber, was moderne Psychotherapie auszeichnet, welchen wissenschaftlichen Traditionen sie folgt, welches Menschenbild sie hat, wie sie mit sozialen Verhältnissen interagiert und letztlich, wie sie neuen Herausforderungen begegnet, aktuell wieder von großer Bedeutung.

Diesen und weiteren Fragen nähert sich Thomas Nölle in seinem Buch »Psychotherapie als soziale Praxis« auf eine sehr persönliche Art. Jenseits von verfahrensspezifischen Techniken und außerhalb des Prüfungskatalogs sucht er danach, was Psychotherapie eigentlich ist. Es geht um etwas für die tägliche Ausbildungspraxis scheinbar Irrelevantes. Es geht um das Große und Ganze, darum, was die Psychotherapie im Kern ausmacht. Dabei fließen nicht nur seine langjährige Erfahrung als ambulant tätiger Psychotherapeut, Supervisor und Dozent mit ein, sondern auch sein beruflicher Hintergrund als ehemaliger Pfleger in der Psychiatrie sowie seine akademische Prägung als Psychologiestudent an der FU-Berlin zu einer Zeit, als dort eine kritisch-sozialwissenschaftliche Forschungstradition ihren Höhepunkt hatte.

Nölles Ansatz läuft der gegenwärtigen Tendenz in der Psychotherapie und Psychotherapieforschung entgegen: Anstatt auf Zergliederung, Spezialisierung und Entsolidarisierung zielt er auf Kooperation, Integration und kritische Selbstreflexion ab. Sinnbildlich für diese Tendenz steht etwa der Versuch der Implementierung einer »Rasterpsychotherapie«, also der diagnoseabhängigen Kontingentierung psychotherapeutischer Leistungen. Nicht mehr die Psychotherapeut:innen sollten festlegen dürfen, welcher Maßnahmen in welchem Umfang Menschen unter Berücksichtigung ihrer Gesamtpersönlichkeit und ihrer Lebensumstände bedürfen. Vielmehr sollte eine externe Prüfstelle ausschließlich entlang der Symptomdiagnose den Leistungsumfang bestimmen. Dieser Versuch ist zwar zunächst gescheitert, das dahinterstehende Motiv ist allerdings keineswegs Vergangenheit. Denn während auf der einen Seite finanzielle Anreize für Kurzzeittherapien geschaffen werden, gefährdet auf der anderen Seite die qua Gesetz beschlossene Abschaffung des Gutachtenverfahrens zum 31.12.2022 die bewährte Kontingentierung von Langzeittherapien.

Dieser Text will das Gegenteil davon, Psychotherapie im Sinne fein ausziselierter und eng umgrenzter Handlungsabläufe von Spezialist:innen darzustellen. Er will den Blick weiten, den Wirkbereich erweitern und mit anderen Beteiligten teilen. Das Gegenteil von Isolation und Entsolidarisierung ist Integration und Beziehungsaufnahme. Etwas, das wir im Behandlungszimmer vielleicht ganz spontan und unreflektiert tun – hier soll es auf unsere Profession in Gänze angewandt werden. Es geht um ein Verständnis davon, was unser alltägliches Erleben und das unserer Patient:innen eigentlich zu *bedeuten* hat. Ein besseres Verstehen kann auch zu einer Verbesserung der Lebensumstände unserer Patient:innen führen. Die Zielsetzung ist dabei eine bessere (nicht »effizientere«) Psychotherapie. Vielleicht verbunden mit der Hoffnung, dass eine gute Psychotherapie auch die Welt ein wenig besser machen kann.

Nölle ist davon überzeugt, dass Psychotherapie neben der immer stärker betonten heilkundlichen Perspektive eben auch eine soziale Praxis ist, die nur vor dem Hintergrund der historischen, kulturellen und strukturellen Kontextfaktoren verstanden werden kann. Dabei wird klar, dass Psychotherapie sicherlich mehr ist als ein bloßes Anwendungsfach der Psychologie und auch mehr als eine Zusammenstellung von naturwissenschaftlich erforschten Einzelmethoden zur Heilung psychischer Krankheiten. Dies zeigt sich aktuell zum Beispiel auch darin, dass neben der Psychologie, Medizin und Statistik nun auch die Fächer Pädagogik und Ethik Eingang in den neuen Studiengang gefunden haben. In berufspolitischen Debatten erscheint es immer wieder wichtig, darauf hinzuweisen, dass Konzepte und Forschungsbefunde zu psychischer Krankheit und ihrer Behandlung stets als Teil einer sozio-kulturellen Tradition zu betrachten sind. Auch die zunehmende Globalisierung der Psychotherapie lässt die Frage aufkommen, ob und wie ihre Phänomenologie und Methodik sich auf andere kulturelle Kontexte übertragen lassen. Hierfür ist eine geistes- und sozialwissenschaftliche Analyseebene von immenser Bedeutung. Wo der naturwissenschaftliche Blick mit der Lupe auf stückhafte Aspekte der Psychotherapie den Vorteil der methodischen Präzision und der größeren Objektivität bietet, hilft die geistes- und sozialwissenschaftliche Perspektive, durch ihren größeren Abstand, Psychotherapie auch im Rahmen gesellschaftlicher Phänomene zu betrachten. Damit werden grundlegende Paradigmenwechsel und kontextuelle Bedingtheiten – etwa die industrielle Revolution, der Fokus auf die kleinbürgerliche Familie des ausgehenden 19. Jahrhunderts oder die Individualisierung sowie Digitalisierung von Lebens- und Arbeitsformen – erst sichtbar.

Auch die Frage danach, wie Psychotherapie eigentlich wirkt, ist hoch aktuell. Neben der medizinisch geprägten Wirksamkeitsforschung einzelner Interventionen bei spezifischen Störungsbildern bildet die kontextuelle Betrachtung von Wirkungsprozessen eine wesentliche Ergänzung. Im Zentrum der kontextuellen Perspektive steht die Annahme, dass Psychotherapie im Kern nicht deshalb wirkt, weil einzelne Methoden bei eng definierten Symptomen Linderung bringen, sondern weil Faktoren wie Beziehung, menschliche Begegnung und therapeutische Allianz Veränderungsprozesse anstoßen, die die psychische Gesundheit erhöhen. Hier schließt sich Nölles Betrachtung von Psychotherapie als soziale Praxis an, wenn er zum Beispiel schreibt: »Psychotherapie bedeutet, wir (ver)wandeln (individuelles, vereinzelndes) Leid in (gemeinsame) Probleme. In diesem Verständnis sind wir gerade keine Problemlöser:innen, sondern Problemproduzenten:innen. Probleme werden in der Psychotherapie in dieser Sichtweise in Form von Entwicklung neuer Handlungspraxen neu gestaltet und nur selten ganz zum Verschwinden gebracht.« Auch die aus der Tradition der kritischen Psychologie stammende Betrachtung der Patient:innen in der Subjektposition stellt eine wichtige forschungspolitische sowie behandlungspraktische Ergänzung zu den gängigen Paradigmen dar. Hier scheint vor allem Nölles Verständnis von Psychotherapie als Hilfe zum biographischen Selbstentwurf ein äußerst interessanter Ansatz mit fruchtbaren Implikationen zu sein.

Gerade auch der Blick aus der ambulanten psychotherapeutischen Praxis auf die Versorgungslandschaft und ihre Strukturen bietet einen großen Mehrwert. So stellt Nölle als ambulanter Psychotherapeut in eigener Praxis die Frage danach, ob die gewachsenen Versorgungsstrukturen systematisch bestimmten Bevölkerungsgruppen den Zugang zu Psychotherapie erschweren. Daran schließt sich auch die These an, dass die gängige Praxis eher der gesellschaftlichen Tradition der Psychotherapie entstammt als den tatsächlichen Anforderungen der aktuellen Versorgungslage. Wie könnte eine bessere Kooperation mit anderen Gesundheitsberufen, also etwa mit Hausärzt:innen, Physiotherapeut:innen, Ergotherapeut:innen oder Sozialarbeiter:innen aussehen? Welche historischen und strukturellen Bedingungen erschweren dies? Welche Modelle gibt es in anderen Ländern? Das Selbstverständnis der Psychotherapeut:innenschaft wird dabei durchaus provokant in Frage gestellt und neu bewertet. Auch eine Annäherung an die Pflege, Pädagogik und Sozialarbeit wird diskutiert. Wenn Psychotherapie nicht primär heilen soll, sondern beim biographischen Selbstentwurf unterstützt, werden grundlegende Annahmen neu sortiert.

Ein forciertes Verständnis von Psychotherapie als soziale Praxis und eine kritische Positionierung zur naturwissenschaftlichen Perspektive scheinen jedoch nicht ohne Gefahren zu sein. So schützt eine stärkere Annäherung an die sogenannte »evidence based medicine« und an Leitlinien die Psychotherapie auch vor einer zu großen Beliebigkeit im Selbstverständnis und in ihren Methoden. Gerade auch vor dem Hintergrund ihrer Risiken und Nebenwirkungen sowie dem Anspruch, Menschen mit psychischen Leiden die bestmögliche Behandlung zukommen zu lassen, ist neben der sozialwissenschaftlichen Betrachtung auch die systematische empirische Untersuchung von Psychotherapie geboten. Zu oft kamen aus der sehr diversen Landschaft der Psychotherapie auch besorgniserregende und teils sehr schädliche Ansichten und Techniken. Dies bezieht sich sowohl auf Theorien zu klassischen psychischen Krankheiten, wie zum Beispiel das Konzept der »schizophrenogenen Mutter«, als auch auf Theorien zu körperlichen Erkrankungen wie etwa das Konzept der »Krebspersönlichkeit«. Wir können der empirischen Forschung sehr dankbar sein, dass solche schuldzuweisenden und gefährlichen Ideen heutzutage größtenteils der Vergangenheit angehören. Weiterhin bieten die hohen methodischen und professionellen Qualitätsstandards der modernen Psychotherapie einen wichtigen Abgrenzungsaspekt zur unübersichtlichen und teils unwissenschaftlichen Welt von Coaching-, Beratungs- und Lifestyleangeboten auf dem immer größer werdenden Psychomarkt.

Psychotherapie ist eben vieles: eine Jahrtausende alte Tradition des sich Kümmerns um das Seelenheil der Menschen, eine Praxis zur Heilung von Krankheiten und zur Überwindung von Krisen, ein Unterstützungsangebot in den Wirrungen der menschlichen Entfaltung – und dabei immer auch selbst Teil ihrer Umwelt. Nölle stellt durchaus klar, dass sein Fokus auf Psychotherapie als soziale Praxis und seine teilweise provokante Kritik an der gängigen naturwissenschaftlichen Betrachtung von psychischer Gesundheit eher vor dem Hintergrund einer Überbetonung dieser Betrachtung zu sehen sind. Denn er möchte die naturwissenschaftliche Perspektive eben nicht ersetzen, sondern als eine der vielen Perspektiven begreifen, unter denen Psychotherapie in Gänze verständlich wird. Dabei wirft Nölle kritische Fragen auf, bezieht teils pointierte Positionen zu kontroversen Themen und verknüpft alte Konzepte mit neuen Phänomenen. Es geht ihm darum, zum Nachdenken, zur Diskussion und zum Widerspruch anzuregen.

Damit steht der Text auch in einem weiteren Sinne in einer *ppt*-Tradition: Er ist nicht sehr leicht zu lesen. Schubenz hat viel gelehrt, viel kommuniziert und gesprochen, er hat »Beziehung gemacht« und Netzwerke gespannt. Geschrieben hat er nur ein Buch, das beinahe unlesbar erscheint, wenn es nicht erklärt wird. Nölles Buch ist davon weit entfernt – wir halten es durchaus für eine »entgegenkommende« Lektüre. Aber es ist eines nicht: stromlinienförmig. Es ist kein historischer Abriss, keine Anleitung zur Psychotherapie, keine Sozialgeschichte der Psychotherapie. Vielmehr wird auf teilweise verschlungenen Pfaden versucht, der Komplexität des Gegenstandes gerecht zu werden, ohne je die Alltagsrealität aus dem Blick zu verlieren. Obwohl wir weiterhin keinen »ppt-Kanon« haben – und dieses Buch das auch nicht sein soll –, so scheint es doch eine besonders »ppt-mäßige« Sicht auf die Psychotherapie zu sein. Auf unser eigenes Handeln, auf eine Psychotherapie jenseits von Verfahrensdefinitionen.

Nicht zuletzt spiegelt Nölles Text damit sein Wirken am *ppt* allgemein wider. Nölle engagiert sich seit vielen Jahren für »das Besondere des *ppt*«. Sei es in der Gremienarbeit, sei es in curricularen Anstrengungen und in internen Diskussionen – vor allem aber durch seine nach außen gut sichtbare Haltung zu einer beziehungsorientierten und verfahrensdialogischen Psychotherapie. Wir haben am *ppt* einen »bunten Haufen« sehr verschiedener Dozent:innen mit auseinanderliegenden Haltungen zu allen möglichen Fragen rund um die Psychotherapie. Die integrative Kraft des Instituts, diese Diversität zu halten und daraus eine neue Figur zu schaffen, dürfte ein Kernmerkmal des *ppt* sein. Wir sind davon überzeugt, dass unsere Kandidat:innen, wenn sie nach einer Supervision bei einem *besonders integrativen, besonders beziehungsorientierten, besonders ppt-mäßigen* Dozenten suchen, zuerst bei Thomas Nölle anklopfen würden. Nun können wir auch nachlesen, warum das so ist. Wir wünschen bei der Lektüre viel Vergnügen.

Ariane Mossakowski, Lars Hauten, Karl Haller, Tobias Fenster

1. Einführung

Psychotherapie wird in modernen Gesellschaften ganz selbstverständlich als eine Sparte der Heilkunde begriffen. Dabei konzipierten ursprüngliche Formen von Psychotherapie die Sorge um die Seele nicht in den Grenzen heilkundlicher Techniken und Begrifflichkeiten. Vielmehr »sorgten« sich Philosoph:innen, Priester:innen und alle, die in ihren jeweiligen Gemeinschaften Verantwortung übernahmen, auch um das »Seelenheil« der ihnen Anvertrauten. Trotz aller Neuentwicklungen, Differenzierungen, neuen Behandlungsmöglichkeiten und -konzepten, welche das Instrumentarium heutiger psychotherapeutisch Tätiger enorm bereichern, stellt die Eingliederung der Psychotherapie in das Begriffs- und Praxisfeld der Heilkunde schlussendlich eine Verarmung dar, die sich nicht nur in der Theorie, sondern auch in der Praxis zeigt. Diese Abhandlung versucht Psychotherapie in einen anderen, größeren Zusammenhang zu stellen als den der Heilkunde. Sie betrachtet Psychotherapie in einem umfassenderen Sinne als eine soziale Praxis, in der ihr heilkundlicher Aspekt naturgemäß seine herausragende Rolle behält.

»Was machen die Therapeuten hinter ihren verschlossenen Türen?« Eine Frage, die ich mir als Krankenpfleger auf einer sozialpsychiatrischen Abteilung eines Berliner Allgemeinkrankenhauses oft stellte – trotz der in recht offener Atmosphäre geführten täglichen Stations- und Teamgespräche. Das ist 40 Jahre her. Und obgleich ich nun selbst Psychotherapeut geworden bin, ist die Frage für mich, wenn auch auf andere Weise, immer noch aktuell. Zwar bilde ich mir ein, zu wissen, was ich tue. Wie alle meine Kollegen beobachte ich meine Patienten aufmerksam, wäge meine Äußerungen ab, betrachte kontinuierlich meine Beziehungen zu ihnen und bin dafür in Super- und Intervision. Aber trotzdem ist mir nicht immer ganz wohl bei dem, was ich tue. Ich werde das Gefühl nicht los, dass im Behandlungszimmer nicht nur meine Patienten bzw. Patientengruppen Platz genommen haben, sondern, zumindest im Hintergrund, noch ein paar andere Akteure. Diese erscheinen mir recht aktiv zu sein. Akteure, die nicht nur eine eigene Meinung zu Gesundheit und Krankheit haben, sondern dieser Meinung auch Geltung verschaffen; Akteure, die bestimmen, wann und aus welchen

Gründen und in welchem Umfang gesellschaftliche Ressourcen für Behandlung zur Verfügung gestellt werden; Akteure, die unser Handeln und das unserer Patienten bewerten; Akteure, die Anerkennung gewähren oder verweigern, und viele weitere mehr.

Aber der Beginn meiner Berufsbiografie als Krankenpfleger prägte mich noch in anderer Weise. Menschen in der Krankenpflege heilen keine Krankheiten, sie begleiten Kranke. Und das ist etwas grundsätzlich anderes als (ärztliches oder psychotherapeutisches) Heilen. Und als ich mich dazu entschied, zu studieren, habe ich mich sehr bewusst gegen Medizin und für Psychologie entschieden. Heilen hat einen deutlich normativen Charakter, nämlich den, etwas als schlecht Bewertetes, etwas Krankes wegzumachen. Pflegen hat diesen Charakter nicht. Arbeitskräfte in der Pflege nehmen die Patienten viel stärker als das wahr und als das an, was sie sind. Pflegen ist stärker affirmativ. Als ehemaliger Pfleger habe ich mir eine gewisse Skepsis gegenüber Ärzt:innen und Therapeut:innen bewahrt, die sich auch im Verhältnis zu mir selbst und meiner Profession immer wieder Geltung verschafft.

Daher nimmt es auch nicht wunder, dass ich mich später im Studium an der FU Berlin zwar im von Prof. Dr. Schubenz geleiteten Kindertherapieprojekt wiederfand, allerdings in einem Unterprojekt namens Behindertenprojekt, das von Prof. Dr. Hildebrand-Nilshon geleitet wurde. Behinderung kann man eben nicht (weg-)therapieren. Aber Psychotherapie schien mir unter dem Dach einer auf Begleitung basierenden Bezugnahme ein spannendes Unterfangen zu sein. Aber wie ist es dann, wenn man auf Schritt und Tritt mit Normen und Bewertungen bezogen auf seine Klient:innen/Patient:innen konfrontiert wird? Wie ist es, wenn Minderwertigkeit nicht nur ein innerpsychischer Komplex, sondern die alltägliche Erfahrung ist, die schon im Akt des Angeschaut-Werdens der so Angeblickten seinen sozialen Ort zuweist? Womit wir wieder bei all den oben erwähnten verschiedenen Akteuren wären, die ihren Einfluss geltend machen, so bei der Konstruktion von Andersartigkeit und genau so auch bei der Konstruktion von Artigkeit.

Alle diese Akteure sind auch mit im (Therapie-)Raum. Und Psychotherapeut:innen, mit wem auch immer sie arbeiten, reagieren auf sie. Und dabei tun sie nicht selten viele Dinge anders, als sie sie nach den Regeln der Kunst und gemäß Common Sense tun sollten. In meiner Tätigkeit als Supervisor habe ich erfahren können, dass viele meiner Kolleg:innen spontan anders handeln, als es die von ihnen selbst als Richtschnur empfundene Theorie vorgibt. Und das ist beileibe nicht immer schlecht. Neben den oben beschriebenen Akteuren, die gesellschaftliche Vorstellungen von Normalität blind durchsetzen wollen, scheint nämlich gelegentlich auch einer vom Stamme des gesunden Menschenverstandes an den Sitzungen teilzunehmen.

Spätestens seit der Möglichkeit der Krankenkassenfinanzierung arbeiten Psychotherapeut:innen auch im Auftrag gesellschaftlicher Akteure. Aber schon bereits wer Psychotherapeut:in werden will, muss eine Ausbildung durchlaufen, an deren Ende eine staatliche Prüfung und die Erteilung der Approbation (lat. approbatio = Billigung, Genehmigung) steht. Diese »Genehmigung« hat nicht nur den Sinn, Patient:innen vor Scharlatanerie zu schützen. Es geht darüber hinaus auch darum, die gesellschaftlich gültigen Vorstellungen von Gesundheit, Krankheit und richtiger Behandlung durchzusetzen. Aber wer setzt da was durch? Approbation setzt Ärzt:innen und Psychotherapeut:innen in den Stand, einem Individuum den Krankenstatus zu verleihen und damit die entsprechenden gesellschaftlichen Ressourcen zu dessen Behandlung zur Verfügung zu stellen. Das ist schon eine Machtposition. Aber damit nicht genug: Bei kaum einer Praxis, in der auf gesellschaftliche finanzielle Ressourcen zugegriffen wird, besteht eine Personalunion zwischen dem, der den Bedarf feststellt, dem, der Zugriff auf die Finanzierung hat, und dem, der die Leistung erbringt und den finanziellen Benefit davonträgt! Das mag ein Hinweis darauf sein, wie viel Vertrauen die Gesellschaft in diesen Berufsstand setzt, ist aber auf jeden Fall ein deutliches Zeichen dafür, wie groß die Macht und der Einfluss des Berufsstandes der Ärzt:innen und Psychotherapeut:innen ist. Auch hier wird deutlich, Psychotherapie ist, wie ärztliche Praxis auch, eine gesellschaftliche Praxis, eben nicht nur eine individuelle, eine Privatsache zweier Akteure. Daran ändert auch die Schweigepflicht nichts, die die notwendige Privatheit dieser Praxis garantieren soll.

Also die Frage: »Was machen die Therapeuten hinter ihren verschlossenen Türen?« ist auch nach 35 Jahren Berufspraxis für mich nicht leicht zu beantworten. Im Gegenteil: Es ist wie mit der Hydra. Immer wenn ich glaubte, ihr den Kopf abgeschlagen und ihn in Händen zu halten, gebar sie sieben neue. Grund genug, diesen Fragen genauer nachzugehen. Und die Leser:innen sind eingeladen, mir auf den manchmal verschlungenen Pfaden zu folgen, auf die mich diese Fragen führen.

Diese Schrift beschäftigt sich mit der Psychotherapie als einer sozialen Praxis. Was soll das nun wieder heißen? Sind nicht alle Praktiken, die sich mit Menschen auseinandersetzen und Veränderungen bei ihnen bewirken wollen, soziale Praktiken[1], und die Psychotherapie sowieso? Das scheint allerdings bei genauerem Hinsehen nicht für alle Praktiker:innen gleichermaßen selbstverständlich zu sein. Gemeinhin versteht sich die Psychotherapie nämlich als eine

---

1 Streng genommen sind alle menschlichen Tätigkeiten soziale Praktiken, denn keine Tätigkeit steht für sich allein, alle menschliche Tätigkeit ist in kooperative soziale Zusammenhänge und Strukturen eingebunden. Hier steht der Begriff »soziale Praxis« für berufliche Tätigkeiten, mit denen Subjekte mittels Kommunikation und Kooperation aufeinander Einfluss nehmen, mit dem Ziel, Veränderungen an der Person bzw. im wechselseitigen Verhältnis anzustoßen.

heilkundliche Praxis. Das Heilen steht bei dieser Sicht im Vordergrund. Und Heilen versteht sich offensichtlich nicht zwingend als soziale Praxis. Wenn Ärzt:innen z.B .Medikamente verschreiben, dann sollen sie heutzutage nur solche Medikamente und Methoden verwenden, die objektiv wirksam sind, also unabhängig von der Person, die es verschreibt, der Art der Kommunikation und sonstigen Rahmenbedingungen. Das soziale Moment, das zweifellos auch immer wirksam ist, wird ja im Bereich medizinischer Forschung, vor allem in Medikamentenstudien, sogar durch aufwändige Doppelblindstudien versucht herauszurechnen. Damit wird aber gleichzeitig in weiten Bereichen der Heilkunde das Sozial-Praktische herausgerechnet. Auch im Bereich der Psychotherapie sollen z. b. Manuale die Behandlung und ihre Qualität ein Stück weit unabhängig von den sie nutzenden Praktiker:innen strukturieren und sichern. Und wir können beobachten, es gibt einen Trend zur Entwicklung und vermehrten Nutzung manualisierter Psychotherapiekonzepte. Therapie, auch Psychotherapie, wird nicht unbedingt von allen als primär soziale Praxis verstanden. Vielmehr scheinen zurzeit sogar Vorstellungen an Boden zu gewinnen, welche die Heilkunde stärker in die Hände von Naturwissenschaftlern und effizienten »Psychotechnikern« legen wollen.

Aber das ist nicht so neu, wie es scheint. Die Vorstellungen, dass Körper und auch Psyche und damit auch Krankheit im Wesentlichen naturwissenschaftlich zu erklären seien, haben eine lange Tradition. Und Therapeut:innen, die dieser Prämisse folgen, sehen Heilkunde und Therapie eben kaum noch als soziale Praxis. Das einzige Soziale an einer solchen Praxis wäre dann das huldvolle Spendieren einer Behandlung für einen mittellosen Mitmenschen, oder die Herstellung einer besonders freundlichen Behandlungsatmosphäre, gewissermaßen ein schmückendes, aber nicht notwendiges Add-on. Ich vertrete aber die These, dass Therapie (von Psyche, aber auch von Soma) nur verstanden und weiterentwickelt werden kann, wenn man sie als eine im Kern soziale Praxis begreift. Das schließt ein, dass auch biologische Faktoren wesentliche Ursachen psychischer Erkrankungen sind. Es schließt auch ein, dass es psychologische Zusammenhänge gibt, die weitgehend unabhängig von konkreten gesellschaftlichen und situativen Bedingungen »funktionieren« und eben auch dysfunktionale Ursachen von Störungen sein können. Aber all das ist, so meine These, eben *eingeschlossen in soziale Zusammenhänge.* Daraus folgt dann aber auch, Psychotherapie ist eine *primär* soziale Praxis. Und pikant ist weiter, selbst diejenigen Vorstellungen, die den Charakter der Therapie als einer primär sozialen Praxis infrage stellen oder leugnen, resultieren selbst aus sozialen Praxen, für die sie allerdings selber nicht selten blind sind. So ist eine sich überwiegend naturwissenschaftlich verstehende medizinische Praxis eine spezifisch soziale Praxis, die sich erst unter ganz bestimmten gesellschaftlichen Bedingungen etablieren konnte. In einer daraus resultierenden konkreten, nur an Naturwissenschaft orientierten Praxis werden soziale und gesellschaftliche Momente tendenziell unsichtbar. Genaueres dazu im Kapitel: »Psychische Krankheiten als soziale Konstrukte«.

Aber nicht nur um Psychotherapie allein soll es gehen, sondern auch um ihr Verhältnis zu Nachbardisziplinen. Welche Therapien und mit welchen Konzepten auch immer, sie behandeln menschliches Leid, körperliches und seelisches, mit dem Ziel, es zum Verschwinden zu bringen. Nun gibt es aber in den modernen Gesellschaften noch eine ganze Reihe weiterer Professionen, die sich neben anderem auch die Verringerung menschlichen Leids zum Ziel gesetzt haben. Es sind dies die Professionen der Sozialarbeit, der Seelsorge, die Pflegeberufe, ein Teil der Pädagogik, des Coachings, psychologischer Beratung und viele weitere.

Somatische Therapie und auch Psychotherapie grenzen sich immer wieder gegenüber anderen Formen von Hilfe ab. Mein Eindruck als Krankenpfleger einer Abgeschlossenheit, einer Isolation der Psychotherapie war zwar ein intuitiver, aber er war wohl nicht ganz falsch. Alle anderen *handeln*, nur die Therapeut: innen/Ärzt:innen *be-handeln!* Dabei scheint es eine Hierarchie zu geben (auch im ambulanten Sektor), die ein wenig an einen absolutistischen Hofstaat erinnert: oben auf dem Thron die Heiler:innen (Psychotherapeut:innen und eben auch Ärzt:innen), dann der engere Hofstaat (das sind die Heil- und Hilfsberufe wie Physiotherapie, Pflege etc.), darunter oder dahinter, je nachdem, wie man es sehen möchte, das Gesinde (Sozialarbeit, diverse Sparten der Pädagogik etc.). Man mag diese hierarchische Struktur nun funktional finden oder auch nicht. Tatsache ist aber, dass sie mit hohen Privilegien für die therapeutischen Professionen an der Spitze verbunden sind, bezüglich der Gewährung sowohl von ökonomischem als auch von sozialem Kapital (vgl. Bourdieu, 1983). Das dürfte auch einer der Gründe sein, weshalb unsere Profession sich so vehement gegenüber anderen Professionen im Feld der sozialen Dienste abgrenzt und nur wenig Neigung zeigt, mit ihnen ins Gespräch zu kommen und mit ihnen zu kooperieren. Aber viel gravierender ist aus meiner Sicht, dass wir, indem wir uns den Nimbus des Heilers um den Hals hängen (lassen), uns selber kaum noch als soziale Praktiker:innen wahrnehmen. Wie sich in dieser Arbeit zeigen soll, hat das viele negative Folgen bezogen auf unser Selbstverständnis und, vielleicht noch viel wichtiger, auf unsere Praxis.

Wagen wir einmal einen Blick von außen auf das Feld unserer beruflichen Tätigkeit, dann werden wir erkennen, dass unsere Profession lediglich einen kleinen Teilbereich sozialer Praktiken abdeckt, die im Dienste der Hilfe am Anderen stehen. Man könnte mit dem naiven Blick unvoreingenommener Betrachter:innen eigentlich annehmen, dass wir daher in engen Kooperationsbeziehungen mit anderen Professionen und Praxisfeldern stehen müssten, sind doch die Probleme, derentwillen uns die Patient:innen aufsuchen, meist hochkomplex und in mannigfaltigen sozialen und gesellschaftlichen Verhältnissen eingewoben. Trotzdem kooperieren wir kaum, vor allem nicht im ambulanten Sektor. Die meisten arbeiten für sich allein und dafür kann man meines Erachtens nicht allein das bei uns besonders relevante Verschwiegenheitsgebot verantwortlich machen. Wir grenzen uns ab und ziehen uns in unsere Behandlungszimmer zurück. Viele von uns kennen die Erfahrung, dass die Welt da draußen manchmal sehr weit weg zu sein scheint. Weiteres im Kapitel: »Psychotherapie postmodern?«.

Ich glaube, wir täten uns selbst und unseren Kolleg:innen unrecht, wenn wir den Rückzug in die gemeinsam mit unseren Patient:innen geteilten Innenwelten allein durch irgendwelche Formen von Bequemlichkeit oder durch die oben beschriebenen Abgrenzungspraktiken zur Aufrechterhaltung unserer Privilegien motiviert sähen. Die Gründe dafür liegen meines Erachtens tiefer. Sie sind auch durch den Gegenstand bestimmt, mit dem wir es zu tun haben. Wir haben es mit Krankheiten, in der Psychotherapie mit seelischen Krankheiten, und mit seelisch erkrankten Menschen zu tun. Und der Blick, mit dem wir auf Krankheit und auf die Kranken schauen, ist das, was uns meines Erachtens in diese merkwürdige Isolation treibt. Denn Krankheit, so sie ausschließlich oder auch nur ganz überwiegend als ein Phänomen gesehen wird, das sich an einzelnen Individuen festmacht, ist damit immer die Krankheit der Anderen, etwas Fremdes, etwas, das Erkrankte auch zu Fremden macht, welche sich (besonders bei seelischen Erkrankungen) sogar selber fremd werden. Ich bin überzeugt, wir müssen unsere Vorstellungen von Krankheit hinterfragen, wenn wir unsere Kooperationsfähigkeit im sozialen Feld entwickeln wollen. Den Problemen mit unserem Krankheitsbegriff gehe ich im Kapitel »Exkurs: Zwei Blickrichtungen auf Krankheit« nach.

Wenn wir diesen Fragen nachgehen, werden wir daher nicht umhinkommen, einen Blick auf die historische Gewordenheit von Krankheitsvorstellungen und sogar von dem, was überhaupt ein Kranker ist, zu werfen. Wie oben ja bereits angedeutet, hat das Krankheitskonzept, dem ich folge, wesentlichen Einfluss darauf, wie ich meine Praxis verstehe und ob ich sie überhaupt als wesentlich soziale Praxis wahrnehmen kann. Und einen ähnlichen Einfluss hat auch der soziale und gesellschaftliche Rahmen, in dem ich meine Tätigkeit verrichte. Alle diese Faktoren interagieren miteinander. Wir werden im Artikel immer wieder springen müssen zwischen Betrachtung und Einordnung der Konzepte von Krankheit, den Vorstellungen von deren Ursachen und den Ideen, wie sie zu behandeln sind. Und all das kann nur verstanden werden, wenn das jeweils in Beziehung zu den jeweiligen historischen und gesellschaftlichen Entwicklungen gesetzt wird.

Es dürfte mittlerweile deutlich geworden sein: Psychologie ist für mich nicht in erster Linie eine Naturwissenschaft, genauso wenig wie es die Psychotherapie ist, auch wenn psychotherapeutisches Handeln selbstverständlich naturwissenschaftliche Erkenntnisse in ihre Praxis integriert. Aber der Rahmen, in dem sie das tut, ist ein sozialer, daher muss er auch sozialwissenschaftlich (in anderer Lesart auch geisteswissenschaftlich) untersucht werden. Mit diesem Ansatz stehe ich in der Tradition des Psychologischen Instituts an der Freien Universität Berlin, wie sie dort zwischen den siebziger und den neunziger Jahren entwickelt wurde und für die Prof. Schubenz und Prof. Hildebrand-Nilshon wie auch die meisten ihrer Kolleg:innen am Institut gleichermaßen stehen. Prägend für unsere Generation von Studierenden war besonders im Behindertenprojekt die Tätigkeitstheorie der kulturhistorischen Schule der sowjetischen Psychologie vertreten durch Leontjew (1982), Lurija (1982) und Wygotskij (1934/2002). Grundlegend für alle psychischen Prozesse wird die Tätigkeit gesehen, wobei Tätigkeit als gesellschaftliche Tätigkeit definiert wird, ausgehend von dem Marx'schen Arbeitsbegriff, der die Arbeit als menschlichen Stoffwechsel mit der Natur begreift, in welchem er die äußere Natur verändert, aber gleichzeitig damit auch sich selbst und sich selbst als Kulturwesen hervorbringt (Marx, 1972, Bd. S. 192).

Diese Untersuchung geht von der Praxis aus, von dem, was Psychotherapeut:innen tun. Was sie tun, wird hier weniger aus der Perspektive beschrieben, was zwischen Patient:in und Therapeut:in geschieht (denn das tun sie vielleicht schon selbst genug), sondern vor allem aus der Perspektive, was Psychotherapeut:innen für und im Auftrag der Gesellschaft tun, auch wenn dieser Auftrag meist implizit und nicht offen ausgesprochen ist. Es geht also nicht vordergründig um das Handwerkliche dieser Tätigkeit und nicht um ihre Techniken. Psychotherapeutische Techniken sind ein Instrument in den Händen der Psychotherapeut:innen. Aber die Psychotherapie selbst, als Ganzes, als eine Praxisform, ist ja selbst ein Instrument. Wem dient sie? In welchem Auftrag arbeitet sie? Die Psychotherapie als Ganze ist Gegenstand meiner Untersuchung.

Wenn ich das genauer beschreiben will, muss ich ein ganzes Stück tiefer graben. Wir müssen uns verständigen, was Krankheit (nicht als konkrete Krankheit, die wir behandeln, sondern als Konzept) eigentlich ist. Wir müssen Krankheit als ein soziales Phänomen begreifen lernen, völlig abgesehen von der Tatsache, welche Ursache (bio, psycho, sozial) wir in einer konkreten Krankheit am Werke sehen. Das macht die Darstellung leider nicht einfacher. Ich hoffe, die Zumutungen für die Leser:innen in Grenzen halten zu können.

Ein wenig glich für mich das Schreiben dieses Textes einer Reise. Einer Reise in ein Gebiet, das ich schon glaubte, ganz gut zu kennen. Bei genauerem Hinsehen kam vieles in den Blick, was zuvor für mich verborgen war. Aber diese Landschaft konnte ich keineswegs zu meiner vollen Zufriedenheit ausleuchten. So ist dies ein Reisebericht, der die Leser:innen zunächst nur überblicksartig mit dem Gebiet vertraut machen kann. Er soll aber Lust und Mut machen, diese Gegend, das »Land« der Psychotherapie als einer sozialen Praxis, auch auf eigene Faust zu

bereisen und weiter zu erkunden. Die so Reisenden werden weitere Aspekte
sozialer und historischer Kontexte, weitere Konstruktionen von Störungs- und
Hilferationalen, soziale Systematiken von Gesundheit, Krankheit, die gesellschaftliche Organisation von Leid und Hilfe, offene und versteckte Herrschaft
etc. entdecken, drehen sie nur die Steine um, die am Wegesrand liegen.

Was ich hier vorlege, mutet in gewisser Weise wie eine »Großtheorie« an. Sie
will es nicht sein, einen allumfassenden Erklärungsanspruch habe ich nicht. Aber
wenn wir die psychotherapeutische Praxis nicht allein aus dem Blickwinkel ihrer
eigenen »ökologischen« Nische betrachten wollen, müssen wir uns die Systeme
drum herum anschauen und somit auch den theoretischen Rahmen größer
spannen. Wir verstehen uns, eingeschlossen in unser Behandlungszimmer, eingeschlossen in der empirischen Studie oder auch eingeschlossen im trauten Kreis
der Kolleg:innen nicht aus uns heraus. Da mögen wir noch so tief in unseren
Biografien bohren, Halt in empirischen oder auch theoretischen Evidenzen suchen oder uns auch in der Wechselseitigkeit des Kollegenkontaktes aufgehoben
fühlen. Wenn wir nicht endlich beginnen, mehr in die »Horizontale« zu gehen
und uns auch als Akteure in dem Netz und den gesellschaftlichen Strukturen zu
erkennen, werden wir uns verfehlen und unsere Patient:innen auch.

2. Krankheiten als soziale Konstrukte

Ich habe bereits oben behauptet, dass die Art und Weise, wie Behandler:innen auf Krankheit schauen und welches Konzept hinter ihrem Begriff von Krankheit steht, darüber mitentscheidet, welche Vorstellungen sie von ihrer Praxis haben bzw. wie sie sie dann auch ausgestalten. Aber was verstehen wir eigentlich unter Krankheit?

Exkurs: Zwei Blickrichtungen auf Krankheit

Nehmen wir ein Zitat aus dem Pschyrembel. Krankheit wird definiert als:

> »Störung der Lebensvorgänge in Organen oder im gesamten Organismus mit der Folge von subjektiv empfundenen und/oder objektiv feststellbaren körperlichen, geistigen oder seelischen Veränderungen. Krankheit wird von der Befindlichkeitsstörung ohne objektivierbare medizinische Ursache abgegrenzt.«[2]

Diese Definition entspricht wohl weitgehend dem, was allgemein unter Krankheit verstanden wird. Krankheit wird als ein in einem einzelnen Organismus, also ein *in einem Individuum ablaufender Prozess* verstanden. Die Ursachen von Krankheiten können biologischer, psychischer oder auch sozialer Natur sein. Krankheit als ein an einem Individuum sich vollziehendes prozesshaftes Geschehen. So weit so gut. Das ist die erste, uns allen vertraute Sicht.

Kommen wir zur zweiten: Neben dieser, uns zunächst selbstverständlichen Sicht auf Krankheit gibt es noch eine andere. Krankheiten erscheinen nicht nur als ein sich im Individuum vollziehender Prozess. Sie entstehen und manchmal vergehen sie auch, in der Geschichte nämlich, tauchen in Gesellschaften auf und scheinen zu verschwinden. Dabei denke ich nicht an Pestepidemien, die am Beginn der Neuzeit in Europa aufgetaucht sind und die auf Grund medizinischen und sozialen Fortschritts zum Verschwinden gebracht wurden. Dem gegenüber

---

2 https://www.pschyrembel.de/Krankheit/K0C8J, abgerufen am 16.2.2022.

kennen wir heute viele Krankheiten, die vor gar nicht so langer Zeit nicht im
entferntesten als Krankheiten galten. Diese Krankheiten gab es nicht. Es gab
Phänomene, sogenannte Krankheitszeichen, Symptome, aber es gab die für uns
heute dazugehörige Krankheit nicht. Wie das, waren die Menschen früher dafür
blind? Und umgekehrt, sind wir heute dann um so vieles schlauer? Ich möchte
das merkwürdige Phänomen des fragilen Zusammenhangs von Symptom und
Krankheit an einigen Beispielen genauer illustrieren.

Beispiel 1, Adipositas: ICD-10 – E66.0. Bis etwa zum Beginn des 20. Jahrhunderts galt Fettleibigkeit als Zeichen von Wohlstand und nicht als Krankheit. Im
europäischen Hochadel war Fettleibigkeit geradezu ein Zeichen für einen privi-
legierten sozialen Stand, wie viele Porträts eindrücklich dokumentieren. Gesellschaftliche Veränderungen, Veränderungen der Leitbilder, die auch eine
Veränderung der Körperwahrnehmung und der Körperschemata zur Folge
hatten, brachten das Phänomen Fettleibigkeit überhaupt erst als Krankheit
hervor. Von unserem heutigen Standpunkt aus betrachtet ist Adipositas »natürlich« eine Krankheit, denn sie verkürzt die Lebenserwartung erheblich! Aber
zu einer Zeit, in der die Lebenserwartung viel eher durch Mangelernährung
verkürzt wurde, war Fettleibigkeit schlichtweg keine Krankheit, denn sie führte
nicht zu einer wahrnehmbaren Beeinträchtigung von Lebensdauer oder -qualität.
Wir sehen: Auch wenn es objektive Phänomene/Symptome gibt (z. B. Fettleibigkeit), so bildet und definiert nicht das Phänomen die Krankheit. Krankheit
definiert sich und tritt in Erscheinung durch einen sozialen/gesellschaftlichen
Prozess von Zuschreibung. Symptome/Phänomene sind nicht die Krankheit,
sondern lediglich Krankheitszeichen, welche durch einen normativen Akt, einer
Verknüpfung von konkreten Phänomenen verbunden mit einem spezifischen
Konzept, einer Krankheit als Krankheitszeichen zugeteilt wird.

Beispiel 2, Lese-Rechtschreib-Schwäche: ICD-10 – F81.0. Legasthenie (Lese-
Rechtschreib-Schwäche) taucht zuerst im Jahr 1979 erschienenen ICD-9 auf[3]. Zu
den ersten, die das Phänomen beschrieben, gehörte der englische Schularzt Kerr
um die Wende zum 20. Jahrhundert (Kutscher, 1993). Jan Kutscher kommt in
dem sehr lesenswerten Artikel zu dem Schluss:

> »Die schlechten Leser und Schreiber leiden nicht an einer wie auch immer definierten
> Krankheit oder Störung. Vielmehr leiden sie an ihrer Abweichung von sozial definierten
> Normen, denen gesellschaftlich so viel Bedeutung beigemessen wird, daß die Nicht-
> erfüllung dieser Normen zum Ausschlußkriterium für den Zugang zu weiten Lebens-
> bereichen wird.«

---

3 https://www.dimdi.de/dynamic/de/klassifikationen/icd/icd-10-who/historie/icd-vorgaenger/
icd-9/, abgerufen am 16. 2. 2022.

Tatsächlich ist logisch nicht zu begründen, warum denn nun gerade Rechtschreibung (wie auch Rechtschreibschwäche) Krankheiten sein sollen, andere
Schwächen im schulischen Alltag (z. B. nicht zeichnen können) demgegenüber
aber nicht. Die Begründung ist nicht logisch, aber sie ist normativ. Denn die
Beherrschung der Rechtschreibung ist ein hartes normatives soziales Distink-
tions- und Selektionsmittel. Es spricht einiges für die Annahme, dass das nach
dem Zweiten Weltkrieg allgemein gestiegene Bildungsniveau in der Bevölkerung
insgesamt den Druck auf Kinder erhöhte, diese Norm erfüllen zu müssen, um
nicht sozialer Deklassierung anheim zu fallen. Deutlich wird hier, wie eine
Veränderung sozioökonomischer und gesellschaftlicher Bedingungen dazu
führte, dass ein bestimmtes Phänomen den Status einer Krankheit bekam.

Beispiel 3, Wahnerkrankungen: Erst die Etablierung der Psychiatrie als medizinische Wissenschaft, die Aufklärung als mentales Konzept und politisch
emanzipatorische Bewegungen (z. B. Pinel in Frankreich) beendeten in Europa
allmählich eine Sichtweise, in der das Phänomen dessen, was wir heute als
Wahnerkrankungen bezeichnen, als Besessenheit gesehen wurde. Eine grundlegende Veränderung der Produktionsweise, die sich immer weiter entwickelnden rationalen, objektiven, wissenschaftlichen Begründungsformen (Dominanz
rational-kalkulatorischer Planung und Ausgestaltung in allen Bereichen der
Gesellschaft) führten zu einem grundlegenden Wandel von Störungsrationalen.
Störungsrationale verlieren zunehmend ihren zuvor häufigen metaphysischen
Bezug (Einfluss von Göttern, Geistern etc.) zugunsten eines objektivierbar-wis-
senschaftlichen. Auch hier finden wir: Eine Veränderung sozialer, gesellschaftlicher Bedingungen führte dazu, dass nicht allein einzelne Krankheiten »er-
schienen«, sondern das gesamte Ursachenkonstrukt von Krankheit auf völlig
neue Füße gestellt wurde. Kausalitäten wurden von nun an ausschließlich dies-
seitig verortet und nicht mehr transzendental.

Beispiel 4, Arterielle Hypertonie: Bis etwa in die 30er Jahre des vorigen Jahrhunderts wurde Bluthochdruck ausschließlich als aktuelle Anpassung des
Kreislaufs an situative Bedingungen verstanden und nicht als Symptom einer
möglicherweise dahinter liegenden Krankheit in Betracht gezogen (Arnold,
1970). Erst allmählich im Verlauf der folgenden Jahrzehnte wurde Arterielle
Hypertonie als eine der wichtigsten Zivilisationskrankheiten erkannt (Gründung
der deutschen Hochdruckliga erst 1974). Das ist ein Prozess ähnlich dem bereits
zu Beispiel 1 dargestellten. Gesellschaftliche Veränderungen (hier: Ernährungs-
weise, weniger körperliche Bewegung etc.) führen zu einer Zunahme eines Phä-
nomens, welches dann genauer beforscht und zusammen mit dessen Leitsym-
ptom zu einer Krankheit deklariert wird. Aber wir finden hier noch eine Besonderheit, die häufiger zu beobachten ist. Das betrifft hier die Grenzen (vor
allem die Grenze des oberen Blutdruckwertes/Systolischer Wert), ab dem von
einem erhöhten Blutdruck gesprochen wird, der dann auch als behandlungs-

bedürftig gilt. Dieser wurde mehrfach nach unten korrigiert. Dies geschah im Zusammenhang mit entsprechenden Forschungen, die nahelegten, dass auch schon ein bisher lediglich als gering erhöht eingestufter Wert signifikante Spätwirkungen entfalten kann. Gleichzeitig mit diesen Forschungen kamen jeweils auch neue Blutdrucksenker auf den Markt, die die Werte auch auf das nun als unbedenklich definierte Niveau senken konnten. Ich möchte jetzt nicht das Lied von der bösen Pharmaindustrie singen, die Krankheiten erfindet (oder in diesem Fall neue Schwellenwerte), um ihre Produkte besser vermarkten zu können, obgleich das auch nicht in jedem Fall von der Hand zu weisen ist. Es geht mir um einen viel grundsätzlicheren Zusammenhang. Es erweist sich hier nämlich, dass neue Krankheiten/Krankheitsdefinitionen (hier am Beispiel neuer Schwellenwerte) dann gesellschaftlich definiert werden/produziert werden/entstehen, wenn eine (neue) Möglichkeit der Hilfe geschaffen wird. Das bedeutet, nicht allein Veränderung der Lebenswelten der Menschen sind ein Anlass, alte Phänomene als neue Krankheiten zu definieren, auch neue Praktiken der Hilfe können neue Hilfeformen generieren. Die Entwicklung einer neuen Hilfeform ist immer eine Reaktion auf eine Not- oder Leidsituation. Für diese Hilfen besteht dann die Möglichkeit, gesellschaftliche Ressourcen für die Hilfeleistungen zu mobilisieren (und daraufhin entbrennt auch regelhaft ein Kampf um deren Durchsetzung!). Und wenn dann entschieden wird, dass Ressourcen aus dem Gesundheitswesen dafür zur Verfügung gestellt werden sollen, dann muss ein entsprechendes Phänomen als Symptom definiert und einer (eventuell auch neu zu konstruierenden) Krankheit zugeordnet werden. Dieser scheinbar auf den Kopf stehende Prozess der Generierung einer neuen Krankheit(-sdefinition) in Folge neu entwickelter Hilfemöglichkeiten entspricht dabei einer klaren Logik. Es macht schlichtweg keinen Sinn, (neue) Krankheiten zu deklarieren und zu erfinden, wenn es dafür keine kooperative Form menschlicher Hilfe gibt. Ein weiterer Aspekt soll hier noch kurz erwähnt werden. Aus welchem Hilfesystem[4] die Ressourcen bei einer bestehenden Notlage, bei bestehendem Leid kommen sollen, ist häufig zunächst strittig und die Entscheidung ist nicht immer leicht und auch nicht immer ganz logisch[5], sondern wird in einem oft quälenden dis-

---

4 Als Hilfesysteme können in Erscheinung treten: z. B. die Familie, sozialer Bezugsraum (Gruppe, Gemeinde etc.), Jugendhilfe, Behindertenhilfe, Gesundheitswesen, Stadtteilarbeit, auch bestimmte Systeme der Justiz (Bewährungshilfe etc.), Jobcenter, Agentur für Arbeit etc. Wenn man selbst aus dem eigenen Topf keine Ressourcen zur Verfügung stellen möchte oder kann, gibt es folglich viele »kreative« Möglichkeiten, sich der Verantwortung zu entledigen, indem man versucht, die Definition des Notstands so zu verändern, dass ein anderes System für zuständig erklärt werden kann und die Ressourcen des eigenen Systems nicht belastet werden.

5 So sind z. B. für Hilfen bei Familien- und Erziehungskonflikten Familien- und Erziehungsberatungsstellen zuständig. Familien- und Erziehungskonflikte sind aber immer Beziehungskonflikte. Diese können aber genauso gut als psychische Störungen diagnostiziert werden und würden dann Ressourcen aus dem Gesundheitswesen aktivieren.

kursiven Prozess entschieden und, wenn möglich, normativ-juristisch fixiert, um schneller zu verbindlichen Entscheidungen zu kommen.

Die sozialen Merkmale von Krankheit sind demnach:

- Welche Phänomene als Krankheitszeichen gesehen werden, wird durch eine Zuschreibung entschieden. Damit sind Krankheiten sozial definierte Gebilde.
- Historische und gesellschaftliche (und damit soziale) Bedingungen üben einen entscheidenden Einfluss aus, ob ein Phänomen als ein Symptom einer Krankheit begriffen wird.
- Nicht nur die je einzelne konkrete Krankheit ist sozial definiert und konstruiert. Auch das, was wir unter Krankheit generell verstehen, ist ein soziales Konstrukt. Störungsrationale (Vorstellungen über Krankheitsursachen) wie auch Hilferationale (Vorstellungen über die Hilfe bei/Behebung von Krankheiten) sind historisch gewachsene sozial-gesellschaftliche Gebilde.
- Neue Krankheiten/Krankheitskonstrukte entstehen auch, wenn neue Hilfeformen entwickelt worden sind und man sich gesellschaftlich geeinigt hat, Ressourcen aus dem Gesundheitswesen für die Hilfe bereitzustellen.
- Die Feststellung einer Krankheit in einem einzelnen Fall (Diagnostik) dient dem Zweck, soziale, gesellschaftliche Ressourcen für Hilfe und Unterstützung zur Verfügung zu stellen, können allerdings auch im Dienste von Stigmatisierungsprozessen stehen (= Verweigerung von Hilfe).

Zusammenfassend können wir feststellen: Darüber, ob Phänomene, die wir an Individuen feststellen, von uns als Krankheiten bezeichnet und dann auch als solche erkannt werden können, entscheidet der normative Akt einer Zuschreibung, welche zuvor in einem gesellschaftlichen (vor allem fach-gesellschaftlichen) Diskurs festgelegt wurde. Und diese Festlegung ist völlig unabhängig davon, ob die Ursache der Krankheit in einem biologischen, einem psychischen oder einem sozialen Prozess oder multifaktoriell verortet wird.

Krankheiten erscheinen aus diesem Blickwinkel nicht als spezifische (biopsychosoziale) Prozesse eines Individuums, sondern als soziale, gesellschaftliche Konstrukte/Produkte. Daraus folgt: Krankenbehandlungen/Therapien sind eben nicht allein, und aus meiner Sicht auch nicht in erster Linie heilkundliche Praxen, sondern primär soziale Praxen, die auf die Behebung von Störungen im sozialen Gefüge abzielen und für die gesellschaftliche Ressourcen zur Verfügung gestellt werden. Und das nicht allein, um einem Einzelnen zu helfen, sondern weil es ein gesellschaftliches Gesamtinteresse gibt. Und es bleibt eine soziale Praxis – unabhängig davon, ob mit Skalpell, chemisch, mit Strahlen, mit Worten, mit Beziehungen, mittels pädagogischer Intervention, mit Rat und Tat oder anders geholfen wird. Natürlich haben alle therapeutischen Sparten ihre Besonderheiten, durch die sie sich auszeichnen. Das ist ihre jeweilige Technik (»Techne« nach Aristoteles). Aber allen gemeinsam und grundlegend ist ihr Charakter als soziale

Praxis. Dies ist erst mal eine These zur Psychotherapie als sozialer Praxis. Weitere Ausführungen dazu im Kapitel »Psychotherapie als soziale Praxis«.

Nachdem ich den »Doppelcharakter« von Krankheiten generell als individueller biopsychosozialer Prozess und gleichzeitig soziales gesellschaftliches Konstrukt beschrieben habe, möchte ich einige Ausführungen zur Spezifik psychischer Krankheiten machen.

2.1 Psychische Krankheiten als soziale Konstrukte

Da wie dargelegt psychische Krankheiten nicht nur Gegenstand der Psychotherapie sind, sondern auch gesellschaftlich erzeugte Begriffe, ist es notwendig, psychische Krankheit nicht allein aus der Perspektive der damit befassten Individuen (Therapeut:innen und Patient:innen) zu bestimmen. Also psychische Krankheit nicht nur als kausales Geschehen mit spezifischen Ursachen, als Psychodynamik oder funktionales Bedingungsgefüge, als Frage nach dem individuellen Sinn, der Bedeutung der Funktion einer Störung für die Patient:innen und ihr Leben zu begreifen. Die hier dargestellte Außenperspektive nimmt die sozialen und gesellschaftlichen Bedingungen, Bedeutungen, Funktionen psychischer Krankheit in den Blick.

Dabei werde ich mich psychischen Störungen von den Phänomenen her nähern. Weil es wahrnehmbare Phänomene sind, welche das Verhalten, Wahrnehmen, Fühlen und Denken für die Betroffenen oder ihre Umgebung zu psychischen Störungen machen. Nicht die Vorstellungen über Ursachen, Konzepte, Bewegungs- und Verlaufsformen stehen am Beginn. Sondern psychische Störungen erblicken das Licht der Welt, indem sie in sozialen Kontexten als Verhaltensphänomene in Erscheinung treten, welche auffallen und stören, weil sie gängige Normen verletzen und auf diesem Wege die notwendige Kooperation der Gesellschaftsglieder stören.

Geht man davon aus, so stellt psychische Krankheit eine Form von Verhalten dar, das gesellschaftlichen Vorstellungen von Angemessenheit, dem Normalen, dem, »was sich gehört«, nicht entspricht. Es wirkt fremd, bizarr, stellt eine Verletzung geltender Regeln dar. Es bricht mit dem »Selbstverständlichem«. Das Selbstverständliche ist doxisch im Sinne Bourdieus (1982), d. h. es handelt sich um unbewusste gesellschaftlich geteilte Überzeugungen. Die soziale Reaktion auf festgestelltes nicht normales Verhalten (sei es Handeln im engeren Sinne, Denken oder Wahrnehmen) kann sehr unterschiedlich ausfallen. Sie reicht von Ausgrenzung über soziale Praxen der Verhaltensbeeinflussung und wohlwollende Duldung bis hin zur Integration des fremden oder fremd erscheinenden Verhaltens. Ausgrenzung wegen Andersartigkeit, so müssen wir annehmen, gab es schon immer in allen Kulturen. Und immer gab es wohl auch Versuche, das

Andere zu integrieren. Anders wäre kulturelle Entwicklung, ob man sie nun als Fortschritt oder neutraler als Veränderung begreift, nicht erklärbar. Psychische Störung ist eine Form der Andersartigkeit, die mit den doxischen Selbstverständlichkeiten bricht. Diese muss zunächst gegenüber anderen Formen abgegrenzt werden. In Abgrenzung davon kann dann auch das Spezifikum psychotherapeutischer Praxis gegenüber den anderen Hilfepraxen deutlich werden.

Die Formen des Anders-Seins, -Erlebens und -Handelns können generell in drei unterschiedlichen Kategorien gefasst werden:

Andersartigkeit kann dabei erstens als ethnische bzw. kulturelle Fremdheit eingeordnet werden. Das Subjekt, dem diese Form der Andersartigkeit attribuiert wird, wird nicht als schuldig/verantwortlich für das spezifisch fremd erscheinende Handeln gesehen. Seine Andersartigkeit ist sein Sein selbst, ist in seinen Körper und in seine Seele eingeschrieben (Bourdieu, 1982). Von daher kann diese Andersartigkeit und ihr Träger assimiliert/integriert oder abgestoßen/ausgegrenzt werden. In der Praxis gibt es dabei viele Mischformen. So sind z.B. die vorwiegend von Ausländer:innen besiedelten Gettos Lebensräume, in denen das Andere einerseits gelebt werden kann, gleichzeitig aber auch ausgegrenzt wird. Marginalisierte, prekarisierte Bevölkerungsgruppen mit anderen Umgangsformen und kulturellen Standards fallen gleichfalls in diese Gruppe.

Die zweite Form des Anders-Seins wird heute unter dem Begriff von Verfehlung oder Kriminalität gefasst. Das Subjekt, dem diese Art der Andersartigkeit attribuiert wird, wird als schuldig/verantwortlich für sein Handeln angesehen. Seine Andersartigkeit wird nicht als Aspekt seines Seins (ontologisch) gesehen, ist nicht ursprünglich in Leib und Seele eingeschrieben. Die Subjekte dieser Andersartigkeit, kriminelle Menschen, erfahren Ausgrenzung/Strafe oder Integration/Resozialisierung. Auch hier sind Mischformen denkbar wie z.B. Strafe in Form der Wiedergutmachung.

Die dritte Form der Andersartigkeit wird begrifflich als Krankheit gefasst. Sie gilt für jede Form von Krankheit, ob nun körperlich oder seelisch. Diejenigen Personen, denen diese Form der Andersartigkeit zugeschrieben wird, sind nicht Subjekte ihrer Krankheiten in dem Sinne, dass diese ihre Krankheiten aus freiem Willen gewählt hätten, und sind daher nicht schuldig/verantwortlich für ihr Auftreten. »Es gehört zum Wesen dieser Störungen, dass sie der willentlichen Steuerung durch die Patientin oder den Patienten nicht mehr oder nur zum Teil zugänglich sind« (GBA Psychotherapierichtlinie 2020)[6]. Insofern ist Krankheit ein Aspekt des Seins, und nur eingeschränkt Aspekt des Tuns der Betroffenen.

---

6 Das gilt z.B. auch für alle Formen selbstverletzenden Verhaltens/von Süchten etc., die zwar unter Beteiligung des Willens/Bewusstseins geschehen, für die dann aber eine hintergründige psychische Störung, also ein dem Willen/Bewusstsein nicht zugänglicher Prozess, verantwortlich gemacht wird.

Aber im Unterschied ethnisch-kulturellen Seins ist Krankheit gleichzeitig etwas einer Person Zustoßendes, nicht etwas die Person Begründendes oder einer Person als Identität Zugeschriebenes. Als krank attribuierte Subjekte erfahren Ausgrenzung oder Hilfe. Auch hier gibt es viele Mischformen: Quarantäne, Zwangseinweisung wie auch die vielen Formen von fürsorglicher Hilfe bis zu paternalistischer Bevormundung.

Die hier vorgestellte Systematik der Andersartigkeiten ist zentral für das hier vorgestellte Verständnis von psychischer Krankheit. Welcher Kategorie eine bestimmte Andersartigkeit zugeordnet wird, ist Resultat des jeweils zeitgenössischen diskursiven Prozesses, der in den historischen Wahrheitssystemen wie Religionen oder heute in der Wissenschaft, in den jeweiligen »Ordnungen der Dinge«[7] seinen normativen Ausdruck findet. Die Bezeichnung eines bestimmten Verhaltens als ethnisch/kulturell fremd oder auch als kriminell ist genauso ein sozialer Akt, wie es die Kategorisierung eines Phänomens/Verhaltens als krank ist. Das gleiche Verhalten/Phänomen kann in unterschiedlichen Kontexten (historisch, gesellschaftlich, aber auch situativ) ganz unterschiedlichen Kategorien zugeordnet, also in ganz unterschiedlichen »Schubladen« abgelegt werden.

Am Beispiel Wahnerkrankung will ich das noch einmal verdeutlichen. So erschien etwas, das wir heute als eine psychische Krankheit (z. B. Schizophrenie) bezeichnen würden, den Menschen vor 500 Jahren z. B. als Besessenheit. Besessenheit wurde aber nicht in der Weise wie heute als Krankheit verstanden. Besessenheit konnte auch heißen, dass ein anderer, ein böser Zauber, der Satan etc. vom Betreffenden Besitz ergriffen hatte. In den damaligen sozialen feudalen Verhältnissen, wie z. B. dem der Leibeigenheit, waren Subjekte das (von Gott ihm anvertraute) Eigentum eines Grundherren, ihm hörig und zugehörig. Gleichzeitig waren Leibeigene mit ihrer Taufe auch Teil der Kirche. Das stellte nicht, wie in der Moderne, eine Vereinszugehörigkeit dar, die man ggf. unter Einhaltung einer Kündigungsfrist beenden konnte. Für Menschen aus dieser Zeit bedeutete, Teil einer Kirche oder Leibeigene eines Grundherren zu sein, ihr/ihm anzugehören, gleichfalls also sowohl ein Besitz- wie auch ein Zugehörigkeitsverhältnis. Aus diesem konnten die Leibeigenen, in einem sicher eher geringen Umfang als ihre jeweiligen Herren, auch Fürsorge beanspruchen. Von einem Anderen besessen sein bedeutete unter diesen sozialen Verhältnissen nicht, eine Krankheit zu haben, sondern vielmehr, den Besitzer, in heutigen Begriffen die Zugehörig-

---

7 Siehe auch Michel Foucault: Schriften in vier Bänden, Dits et Ecrits, Band II, 1970–1975. Frankfurt am Main 2014. Das Projekt Foucaults, er möchte nur » *Wissen über Lebewesen, über die Gesetze der Sprache und über ökonomische Zusammenhänge – für einen Zeitraum, der sich vom 17. bis ins 19. Jahrhundert erstreckt, darstellen und in einen Zusammenhang mit dem philosophischen Diskurs dieser Zeit bringen*«, beschreibt aber meines Erachtens gleichzeitig in grundsätzlicher Weise Zusammenhänge, die weit über diesen speziellen und regionalen Rahmen (Frankreich zwischen Renaissance und Ende des 19. Jahrhunderts) hinausgehen.

keit zu einer Ethnie oder einer Kultur, Religion etc., gewechselt zu haben. Als soziale Reaktion auf Besessenheit kam folgerichtig entweder nur das Ignorieren der Besessenheit infrage oder Ausschluss aus der Gemeinschaft in Form von Verbannung oder Tod. Welche der beiden Formen zum Zuge kam, entschied häufig die soziale und wirtschaftliche Lage. So wurden in den durch Klima- und Gesellschaftswandel bedingten Krisen am Ende des Hochmittelalters sehr viel mehr Hexen, Zauberer und Häretiker als vom Teufel Besessene hingerichtet als in allen Jahrhunderten zuvor.

In der sich entwickelnden Moderne schwand allmählich der Platz für Besessenheit. Besessenheit als eine Kategorie zur Markierung des Wechsels des Besitzers eines Subjekts oder auch der veränderten Zugehörigkeit zu seiner kulturellen Gemeinschaft musste angesichts der gravierenden Veränderungen bis hin zum Verschwinden feudaler Sozialverhältnisse anderen Kategorien weichen, die den geänderten gesellschaftlichen Bedingungen Rechnung trugen. An die Stelle christlicher Erlösung trat die Aufklärung als »Ausgang des Menschen aus seiner selbst verschuldeten Unmündigkeit« (Kant, 1784, S. 481–494). An die Stelle feudaler Abhängigkeit trat die Selbstbestimmung des Subjekts, in ihrer breiten Masse bedeutete das allerdings im Ergebnis die Freiheit eines »doppelt freien Lohnarbeiters« (Marx & Engels, 1968, S. 741 ff.). Christlicher Glaube, das Vertrauen auf eine Geschichte der Erlösung wurde allmählich verdrängt durch den Glauben an und das Vertrauen in die Vernunft.

Religionen beschreiben das jeweilige gesellschaftlich-historische Wissenssystem, dem wir vertrauen. Die Religion der Moderne, das, worauf wir heute vertrauen, ist die Wissenschaft. Besessen sein bedeutet demzufolge heute, der Unvernunft anheimgefallen zu sein. Aber im Unterschied zu den feudalen Verhältnissen wird Anheimgefallen-Sein an die Unvernunft nicht mehr als ein Loyalitätsbruch mit einem (alten) Besitzer gesehen, denn das moderne Subjekt ist frei und hat keinen Besitzer mehr. Und es kann auch nicht als Loyalitätsbruch mit einer bestimmten Kultur wie dem christlichen Glauben verstanden werden, denn Vernunft wird (ob richtig oder nicht) als ein Prinzip verstanden, das über aller Kultur steht, als ein universelles Prinzip. So bleibt nur, die Unvernunft als Krankheit zu verstehen, als etwas, das der Sorge und der Heilung (wie bevormundend im Einzelfall auch immer) bedarf. Der historische Prozess, in dem sich die sozialen Praxen der Einordnung und Behandlung der Unvernünftigkeiten entwickelten, bildet die Entwicklungsgeschichte der Psychiatrie, die ich weiter unten umreißen will im Kapitel »Die Entwicklung psychischer Krankheit – aus der Geschichte der Psychiatrie«.

Wir haben bisher die allgemeine Phänomenologie psychischer Störung als eine Form von Abweichung von einer gültigen Norm, ihre Abgrenzung zu anderen Formen abweichenden Verhaltens und einige der unterschiedlichen Formen gesellschaftlicher Reaktion, des gesellschaftlichen Umgangs mit ihr umrissen. Deutlich wird dabei, dass alle Aspekte die Kennzeichnung als Normabweichung, die jeweilige Einordnung des Verhaltens in die Kategorien Krankheit, Kriminalität und ethnische Fremdheit sowie die unterschiedlichen Formen der auf sie reagierenden gesellschaftlichen Praxen eng aufeinander bezogen und miteinander verschränkt sind. Sie bilden ein ineinander verflochtenes Netz, dessen Eigenart und Funktionalität sich jeweils nur auf dem Hintergrund der historischen und sozialen Verhältnisse verstehen lässt. Dabei wird gleichzeitig deutlich, dass »psychische Störung« ein modernes Konzept ist, das wir nicht ohne weiteres auf abweichendes Verhalten unter historisch ganz anderen Bedingungen auflegen können.

Die meisten psychischen Störungen sind demnach keine Entitäten, sie besitzen keine objektive, d. h. dingliche Qualität. Es sind Begriffe, die das **Verhältnis eines Subjekts zu seiner sozialen Umgebung** beschreiben. Es sind Verhältnisbegriffe auf der Basis diskursiv erzeugter sozialer Konstrukte. Die diskursiv erzeugten Konstrukte schaffen gesellschaftlich anerkannte Wahrheiten, welche über eine Veränderung der Wahrnehmung der Wirklichkeit eben auf diese Wirklichkeit verändernden Einfluss haben (Foucault, 1981, S. 74 f.).

Auch somatische Erkrankungen haben ihre Diskursgeschichte(n). So war z. B. die seit dem Spätmittelalter in Europa immer wieder wütende Pest eben nicht allein eine verheerende epidemisch sich ausbreitende Krankheit, als die wir sie heute sehen. Der Diskurs um die Pest machte aus ihr eine »Keule Gottes«. Eine Keule allerdings, von der wir nicht so genau wissen, ob und wann Gott sie denn nun geschwungen hat, von der wir aber wissen, dass sie in den Händen irdischer Diskursverwalter über Jahrhunderte ein mächtiges ideologisches Disziplinierungsmittel bildete. Somatische Erkrankungen lassen sich heutzutage über kurz oder lang gut naturwissenschaftlich erklären und erhalten somit dingliche Qualitäten.[8]

Auf Grund der heute bestimmenden Wahrheitskonstruktion als einer (natur-) wissenschaftlichen können wir Krankheiten damit nicht allein dingliche Qualitäten zuweisen, wir können daher auch argumentativ dagegen angehen, dass Krankheiten, wie das z. B. bei AIDS immer noch geschieht, als Strafe für unmoralisches Verhalten gewertet werden. Was an diesem Beispiel aber auch deutlich wird: Die Auseinandersetzung, ob ein Faktum (wie z. B. AIDS) nun als etwas Schuldhaftes definiert und damit der zweiten Kategorie der Andersartigkeit (Verfehlung – Kriminalität) oder der dritten Kategorie (Krankheit) zugeordnet wird, ist ein sozialer oder politischer Kampf, und dieser kann durch

---

8 Das schließt aber, wie wir sehen, keineswegs aus, dass z. B. Corona-Leugner trotz aller wissenschaftlichen Evidenz die reale Existenz/Gefährlichkeit eines Covid-19-Virus in Zweifel ziehen.

Nachweis naturwissenschaftlich erklärbarer Faktoren allein nicht entschieden werden.

Im Bereich psychischer Störungen bilden z. B. hirnorganische Psychosyndrome und Demenz Ausnahmen, weil sie sich ausschließlich naturwissenschaftlich-medizinisch begründen lassen. Andreas Heinz hat in seiner Abhandlung »Der Begriff der psychischen Krankheit« zur Problematik der Objektivierbarkeit psychischer Krankheit eine eingehende Untersuchung vorgelegt. Für ihn kann von einer Krankheit generell, aber auch von einer »psychischen Krankheit im engeren Sinne« genau genommen nur gesprochen werden, wenn folgende Bedingungen erfüllt sind:

> »… die Beeinträchtigung objektivierbarer, universell lebenswichtiger Funktionen sowie das Vorliegen eines ausgeprägten Leidenszustands oder einer schweren Beeinträchtigung der sozialen Teilhabe. Andere Leidenszustände können durchaus anhand objektivierbarer Symptome klassifiziert werden und bedürfen gegebenenfalls psychotherapeutischer oder medizinischer Hilfe, ohne dass die für die Diagnose einer Krankheit notwendigen Kriterien erfüllt sind.« (Heinz, 2014)

Hier hat die »Beeinträchtigung objektivierbarer, universell lebenswichtiger Funktionen« einen naturwissenschaftlich dinglichen Charakter. »Richtige«, wie er sagt, psychische Störungen im engeren Sinne sind nur solche, bei denen objektivierbare Symptome oder Funktionseinschränkungen gefunden werden können. Das heißt seelisches Leid, mag es noch so groß sein, allein oder auch verbunden mit einer schweren Beeinträchtigung der sozialen Teilhabe, wie gravierend auch immer, sind nach dieser Definition keine Krankheiten! Folgen wir dieser Definition, dann ist die Differentia Spezifica der psychischen Krankheit ein Vorliegen objektivierbarer Symptome, d. h. ein Leiden ohne objektivierbare Symptome ist keine Krankheit. Krankheit wird durch ein Kriterium definiert, das im Kern naturwissenschaftlich ist!

Einen anderen Ansatz der Sicht auf psychische Störungen entwickeln die Autor:innen des Sammelbandes »Das überforderte Subjekt«. Sie gehen nicht, wie Heinz, von einer strikten Unterscheidung zwischen psychischen Erkrankungen im engeren und jenen im weiteren Sinne aus. Sie kommen zu dem Ergebnis:

> »Die im DSM und ICD definierten Störungsbilder sind demzufolge nichts anderes als vorläufige Konstruktionen. Sie dürfen nicht mit den Realitäten, die sie abbilden wollen, verwechselt werden, sondern sind als das zu betrachten, was sie im wahrsten Sinne des Wortes sind: Störungs-Bilder, deren Bezug zur vielfältigen Wirklichkeit psychischen Leids entweder aufgrund fehlender Erkenntnisse noch offen sind oder aus erkenntnistheoretischen Gründen immer offenbleiben wird.« [Hervorhebungen im Original] (Henderer, Thom & Jacobi, 2018, S. 161 f.).

Hier werden Krankheiten ähnlich meiner Überlegungen als Konstrukte verstanden. Diesen können zwar auch objektiv feststellbare Kennzeichen/Phäno-
mene zugeordnet werden. Sie bleiben aber Konstrukte und zwar soziale.

3. Psychische Krankheit als individueller Prozess

Im vorigen Kapitel habe ich psychische Krankheiten in ihrer Eigenart als sozial-gesellschaftlich konstruierte Konzepte beschrieben. Im Folgenden geht es um psychische Störungen/Krankheiten[9] auf der Ebene von Prozessen, die einzelne Subjekte betreffen. Damit machen wir einen Schritt zu auf die konkrete heilkundliche Seite psychotherapeutischer Praxis. Es werden drei grundsätzliche Konzepte vorgestellt, welche psychische Störung/Krankheit aus unterschiedlichen Richtungen mit unterschiedlichen Akzenten betrachten. Es werden jeweils diese Akzente kritisch herausgearbeitet sowie die grundsätzlichen Störungs- und Hilferationale beschrieben. Gleich zu Beginn sei gesagt, keines der Konzepte kann psychische Störung/Krankheit umfassend beschreiben. In gewisser Weise scheinen sie miteinander zu konkurrieren. Es wird deutlich werden, dass unterschiedliche psychotherapeutische Schulen/Verfahren eine stärkere bzw. schwächere Affinität zu den im Folgenden dargestellten Konzepten haben, was aber hier nicht im Mittelpunkt stehen soll. Aus meiner Sicht stehen aber alle diese Konzepte in einem notwendigen Ergänzungsverhältnis zueinander.

3.1 Psychische Krankheit als kausales Geschehen

Wenn psychische Störung aus der Perspektive des Subjekts erzählt wird, geht es zunächst um die Darstellung einer Leidensgeschichte. In dem Maße, wie sich diese Geschichte entwickelt, wird sie mit Vorstellungen über die Ursachen des Leids angereichert. Dabei gibt es diverse Erzählungen über mögliche Ursachen. Diese können in der Zeit weit zurückreichen, vorgeburtlich, transgenerational, mehrere Jahre oder Monate zurück, aber auch ganz im Hier und Jetzt verortet

---

9 Die Begriffe (psychische) Störungen und Krankheiten werden hier weitgehend synonym verwendet. Streng genommen ist Störung der übergeordnete Begriff. Er bezeichnet generell eine funktionale Abweichung von einer Norm. Krankheit ist dann eine funktionale Abweichung von einer Norm, welche eine Gesellschaft als behandlungsbedürftig und behandlungswürdig erachtet, und wofür dann auch gesellschaftliche Ressourcen zur Verfügung gestellt werden.

werden. Die Perspektiven auf diese »Ursachengeschichten« finden wir unter Titeln wie Lernprozess oder Lerngeschichte, systemische Perspektive, Psychodynamik, Psychopathologie etc. All diesen Konzepten liegen unterschiedliche Entwicklungsmodelle von Persönlichkeits- und Individualentwicklung zugrunde, mit unterschiedlichen Vorstellungen über Ursachen und Ursachen-Wirkungs-Verschränkungen. Sie reichen von überwiegend somatischen Ursachen über innerpsychische sowie soziale Mechanismen bis hin zu kulturell-gesellschaftlichen Ursachen sowie auch unterschiedlichen Formen jeweiliger Wechselwirkungen der unterschiedlichen Faktoren. Der Streit zwischen den unterschiedlichen Konzepten wird zeitweilig heftig geführt, um dann angesichts der Komplexität des Gegenstands resigniert und erschöpft zu erlahmen – und dann nach Veröffentlichung einer neuen Studie von Irgendwem aus Irgendwo wieder umso heftiger zu entbrennen. Mehrheitlich einigt man sich zurzeit auf ein biopsychosoziales Verursachungsmodell (in der Folge als BPS-Modell) bezeichnet (Egger, 2015).

Das Modell scheint alle wesentlichen ursächlichen Faktoren zu berücksichtigen, die ein Geschehen zu einer psychischen Krankheit/psychischen Störung machen. Psychische Störung wird von den jeweils spezifischen Faktoren her gedacht, die den Prozess einer bestimmten Störung in Gang setzen bzw. aufrechterhalten. Josef W. Egger (2015) schreibt:

> »Das (erweiterte) biopsychosoziale Modell ist das gegenwärtig kohärenteste, kompakteste und auch bedeutendste Theoriekonzept, innerhalb dessen der Mensch in Gesundheit und Krankheit erklärbar und verstehbar wird.« Krankheit wird verstanden als ein Prozess, in dem »der Organismus die autoregulative Kompetenz zur Bewältigung von auftretenden Störungen nicht ausreichend zur Verfügung stellen kann und relevante Regelkreise für die Funktionstüchtigkeit des Individuums überfordert sind bzw. ausfallen.«

Das BPS-Modell ist ein Multifaktorenmodell, welches den Anspruch erhebt, Gesundheit und Krankheit kausal zu erklären und damit auch letzten Endes zu definieren. Es gibt demnach eine Vielzahl von Ursachen, welche zusammen auf ein Subjekt kausal in einer Weise einwirken können, dass es zu einer psychischen Störung kommt. Die Krankheit wäre somit erklärt durch ihre Ursachen und die Prozesse, die diese auslösen. Das diesem Krankheitskonzept entsprechende Störungs- und Hilferational lässt sich beschreiben:

- Psychische Krankheiten entstehen durch schädigende Einflüsse (Noxen), denen ein Subjekt nicht ausreichend autoregulative Kompetenz/Widerstand entgegensetzen kann (zu geringe Resilienz).
- Das diesem Störungsrational entsprechende Hilferational ließe sich etwa folgendermaßen formulieren: Durch Anwendung heilkundlicher Verfahren unter Leitung und in Händen entsprechend geschulten Personals wird die

Krankheit gemeinsam mit den Patient:innen behandelt (pointiert könnte man auch sagen: bekämpft).

3.2 Psychische Krankheit als bedeutungsvolles Geschehen

Aber ist damit der einzelne Mensch in seinem Leid verstanden? Eine Depression z. B. ist doch für alle Patient:innen etwas anderes. Verfehlen wir nicht die konkreten Patient:innen, wenn wir ihre Depression lediglich oder ganz überwiegend kausal erklären? Zwar sieht sich das biopsychosoziale Modell als ein dynamisches Modell, in denen die Faktoren wechselwirken. Aber es bleibt trotz seiner Komplexität ein kausales Modell. Aber erklären ist nun einmal etwas anderes als verstehen. Franz Resch und Kerstin Westhoff (2013) setzen sich z. B. kritisch mit dem BPS-Modell auseinander und kommen u. a. zu folgender Einschätzung:

> »Der Mensch lebt also nicht in einer Welt von Kausalitäten, sondern in einem Raum von Bedeutungen als Möglichkeitsraum seines Handelns. Diese Bedeutungen sind jedoch Interpretationen der Welt, die Wertungen von Dingen und Tatsachen voraussetzen. Der Erkenntnisraum ist nicht nur nach Naturgesetzen geordnet. In diesem Raum besitzen die Dinge subjekthafte Wertungen, Gerichtetheiten und sinnvermittelnde Bezüge (Resch & Westhoff, 2006). Auch eigene Geschichte, die mögliche Zukunft und die Handlungsentscheidung in der Gegenwart finden in einem Bedeutungsraum statt. Unser Wissen und Handeln als Psychotherapeuten kombiniert also verschiedene Erkenntnismethoden der Natur- und Sozialwissenschaften mit einem hermeneutischen Standpunkt.«

Hier wird deutlich, dass die biopsychosoziale Theorie zwar Kausalzusammenhänge von Krankheit und Störung erklärt, auf die wir keinesfalls verzichten können. Aber das reicht nicht. Kausal-wissenschaftlich verstandene Ursachen verknüpfen ein Ereignis (Ursache) mit einem eindeutig und wiederholbar beobachteten darauffolgenden Ereignis (Ursache, Folge, Wirkung/Effekt etc.). Kausale Verknüpfungen finden wir bei toter Materie wie auch bei Lebewesen. Bedeutungen markieren und beschreiben aber ein *Verhältnis* zwischen einem Organismus und wichtigen Aspekten seiner Umwelt und keine Ursache-Wirkungs-Kette. Bedeutungen gibt es nur bei Lebewesen.[10] Sie stellen gleichzeitig auch Wertungen dar. Bedeutungen bei Menschen sind nicht kausal-wissenschaftlich zu erfassen, sondern hermeneutisch. Eine Konzentration auf Kausalketten bringt die Gerichtetheit und Richtung der Eigenaktivität (der be-

---

10 Dabei gilt für alle Lebewesen, beginnend bei Pflanzen bis hin zu uns: Die Welt um die Lebewesen herum wird zur Umwelt. Für tote Materie ist Welt bedeutungslos, aber für aktive, lebendige Materie erhalten die Weltaspekte Bedeutungscharakter. So wird der eine Umweltaspekt z. B. als Nahrung erkannt und gewertet, ein anderer als Fressfeind identifiziert.

wussten, unbewussten, somatischen, aber auch der sozialen und dabei auch oft
unbewusst doxischen) des Einzelnen zum Verschwinden. Erst ein hermeneuti-
scher Zugang lässt das Subjekt in Patient:innen sichtbar werden. Ein Subjekt mit
einem je einmaligen Weltverhältnis. Dieses Weltverhältnis strukturiert sich
entlang von Bedeutungen, die den Weltaspekten ihre Qualität verleihen.

Krankheiten werden hier als gestörte Weltverhältnisse verstanden. Diese
werden zwar durch biologische, psychologische und/oder soziale Einflüsse angestoßen, sind aber durch diese nicht hinreichend erklärbar. Entscheidend für
Entstehung und Verlauf einer psychischen Störung ist die Art und Weise des
aktiven Umgangs der Patient:innen mit den die Krankheit auslösenden Bedin-
gungen/Geschehnissen, auf welcher Systemebene sie auch immer entstanden
sind. Der Fokus der Betrachtung verschiebt sich hier von Auslösern und Kausalitäten hin zur Aktivität des Subjekts, welches mit der Welt und ihren vielfältigen (auch schädigenden) Aspekten mit je eigenen Vorstellungen und Zielen in
Kontakt und Austausch tritt.

Das diesem Krankheitskonzept entsprechende Störungs- und Hilferational
lässt sich beschreiben:
- Hier finden wir ein Krankheitsverständnis vor, das einen stärkeren Akzent auf
  die Reaktionen der Kranken auf ihre Lebenswelten (und hier vor allem auf sie
  schädigende Einflüsse) und damit auf die (Eigen-)Aktivität der Kranken lenkt.
  Wenn im BPS-Modell von der »*auto*regulativen Kompetenz« (einem Auto-
  matismus eben) als Merkmal von Gesundheit gesprochen wird, so treten uns
  hier die Kranken viel stärker als Subjekte, auch in Form von Gestaltern ihrer
  Krankheiten, gegenüber. Dysfunktionale Muster (in Wahrnehmung, Denken
  und Handeln) sollen in ihrer subjektiven Funktionalität und Bedeutung für
  die einzelnen Personen erkennbar werden. Hinter den wiederkehrenden Be-
  wältigungsmustern werden »Lebensthemen« sichtbar, die sich im Alltagshandeln Geltung verschaffen. In den unterschiedlichen psychotherapeutischen Störungskonzepten werden diese Themen in ganz unterschiedlichen
  Begriffen gefasst. In der psychodynamischen Therapie werden sie z. B. durch
  Begriffe wie »zeitlich überdauernde ungelöste frühkindliche Konflikte« bezeichnet, in Konzepten behavioraler Therapie, z. B. in der Schematherapie,
  tauchen sie als Schemata auf. Konflikte wie auch Schemata sind keine Noxen.
  Sie bezeichnen, auch wenn sie (mittlerweile) dysfunktional erscheinen, sinn-
  volle Aktivitäts- und Bewegungsmuster des Subjekts auf biologischer und/
  oder psychischer und/oder sozialer Systemebene.
- Hier tritt Krankenbehandlung als *Bekämpfung* biologischer, psychischer oder
  sozialer »Ursachen« ein Stück weit in den Hintergrund. Im Vordergrund steht
  die Thematisierung der Aktivitätsmuster von Kranken, die zunächst anerkannt und in ihrem Sinn begriffen werden sollen. Darauf folgend soll eine
  Neubewertung, Flexibilisierung und Umstrukturierung der Aktivitätsmuster

erarbeitet werden, welche dann bei einem gelingenden Prozess auch die autoregulative Kompetenz der Kranken stärkt.

3.3   Psychische Krankheit als Isolationsprozess

Kausalverknüpfungen gibt es in der unbelebten und belebten Welt. Bedeutungsverknüpfungen gibt es nur für Lebewesen. Hier tritt noch ein weiterer wesentlicher Zusammenhang hinzu, einer, der nur für Menschen gilt. Es ist dies der gesellschaftliche Zusammenhang.[11] Auf diesen gesellschaftlichen Aspekt habe ich in meinem Artikel ja bereits mehrfach verwiesen, auf die Tatsache nämlich, dass psychische Krankheit/Störung etwas ist, das vor der Erkrankung des einzelnen Subjekts durch einen sozialen, normativen Akt definiert und konstruiert wurde. Auch dieses Faktum ist keine Ursache, die im BPS-Modell unter soziale Faktoren subsumierbar wäre. Soziale Normen definieren, was als krank und was als gesund zu gelten hat. Sie stellen aber keine kausalen Ursachen psychischer Störungen dar. Normen sind lediglich Ergebnisse willkürlicher Bestimmungen[12]. Natürlich haben Normen Auswirkungen, aber nicht im Sinne von Ursachen. Im Normativen steckt immer eine Bewertung (schlecht – gut, richtig – falsch, gerecht – ungerecht, gesund – krank etc.) Daher bestimmen Bewertungen und Normen, was als was zu gelten habe, aber sie schaffen bzw. verursachen die Fakten nicht selbst, sie stellen sie in ein Verhältnis zu etwas, was nicht der Fakt selbst ist.

Warum soll dieser Zusammenhang wichtig für psychotherapeutisches Handeln sein? Ein Handeln wird erst dann als fremd, krank oder kriminell erkannt und bewertet, wenn es bestimmten Normen nicht entspricht. Dann erfolgt die Einordnung in die entsprechenden »Schubladen«. In sehr homogenen Gesellschaften und innerhalb begrenzter Milieus ein und derselben Gesellschaft existieren relativ klare, d. h. für alle verbindliche Normen, die wenig Fragen aufkommen lassen, wann und warum etwas als krank oder gesund zu gelten hat, also wie Normalität und eine bestimmte Krankheit konstruiert ist. Dann reicht es vielleicht auch einmal, eine Krankheit in einer Psychotherapie unhinterfragt als Krankheit zu belassen. Dann kann ich mich vielleicht auch einmal ganz auf die »Ursachen« (bio, psycho oder sozial) konzentrieren, um die seelische Blockade

---

11 Gesellschaftlich meint mehr als »sozial«. Sozial sind auch Tiere. Aber nur der Mensch schafft eine gesellschaftliche Ordnung, welche die Basis eines für jede Kultur spezifischen Weltzugangs der Menschen darstellt. Gesellschaften/Kulturen schaffen die Ordnungen der Dinge (Foucault), die Techniken ihrer Bearbeitung, die Modi des Umgangs der Menschen untereinander und die reflexiven Modi im Verhältnis zu sich selbst.

12 Willkürlich meint hier nicht beliebig oder irrational. Willkürlich heißt hier, durch einen Willensakt und einen Entschluss herbeigeführt. Dieser wird gesellschaftlich durch einen diskursiven Prozess hervorgebracht.

verändern zu helfen, so dass der Betreffende besser an die Normen adaptiert und wieder mehr im Einklang mit seiner Umgebung und infolgedessen mit weniger Leid leben kann. Das wäre eine affirmative Ausrichtung von Psychotherapie, welche ich als generelle Ausrichtung für sehr problematisch halte, die aber in Einzelfällen, und auch nur dann, wenn es die jeweils Betroffenen wünschen, für ethisch vertretbar halte.[13] Sie sollte aber die Ausnahme bleiben. Generell gilt, je heterogener eine Gesellschaft ist, desto problematischer stellt sich das Ausblenden der sozialen Konstruiertheit von Krankheit und die damit unweigerlich einhergehende affirmative Ausrichtung von Psychotherapie dar.

Wir leben in einer zunehmend heterogenen Gesellschaft. Unabhängig davon, ob wir diese Gesellschaft nun als multikulturelle Immigrationsgesellschaft oder als »Gesellschaft der Singularitäten« (Reckwitz, 2017) ansehen, Normen, und damit auch Krankheiten müssen hinterfragbar sein, weil sie sonst auch innerhalb der Therapie zu Diskriminierung führen und jeglichen Erfolg zunichte machen. Patient:innen geraten durch Diskriminierung in einen Prozess der Isolation. Isolation als äußerer, sozialer Prozess ist mit Diskriminierung verbunden. Isolation ist aber gleichzeitig ein innerer Prozess.[14] Die diskriminierten Aspekte der eigenen Person müssen für die anderen unsichtbar gemacht werden, die dahinterstehenden Anliegen können nur in maskierter und dann oft dysfunktionaler Weise gezeigt werden. Diese Isolation ist umso schädlicher und gravierender, je hintergründiger/impliziter/unreflektierter Normen von Krankheit und Gesundheit im Kopf der Therapeut:innen das therapeutische Geschehen bestimmen. Die Diskussionen um die Notwendigkeit von Kultursensibilität in der Psychotherapie, um die Sensibilität für eigene rassistische Wahrnehmungsmuster, die Problematik heteronormativer Denkmuster bei Therapeut:innen greifen diese Probleme auf, die sich durch den Wandel unserer zeitgenössischen Gesellschaft ergeben. Bis in die 60er Jahre hätte wohl kaum ein:e Psychotherapeut:in diesen Aspekten Beachtung geschenkt.

Eine spezielle theoretische Ausrichtung der Psychotherapie hat in besonderer und umfassender Weise den Prozess der Isolation bei der Herausbildung psychischer Störung in den Mittelpunkt ihrer Betrachtungen gestellt. Zwei Autoren seien hier genannt: Siegfried Schubenz und Wolfgang Jantzen. Wegen der aus meiner Sicht sehr wichtigen Bedeutung ihrer Konzepte auch in Hinblick auf das Thema der Psychotherapie als einer sozialen Praxis sei hier ein Exkurs eingefügt.

---

13 Solche besonderen Fälle können z. B. psychische Funktionsstörungen sein, die infolge oder als Begleiterscheinung einer körperlichen Erkrankung auftreten.
14 Beispiele dafür wären Rassismus, Sexismus, Bodyshaming etc.

Exkurs: Zwei Theorien psychischer Störung als Isolationsprozess

Mit der Erkennung eines Handelns als außerhalb der Norm stehend krankes Verhalten setzt ein Prozess ein, der von Jantzen (1980) und Schubenz (1993) als Isolation bezeichnet wird. Wird nämlich ein Verhalten von anderen als fremd markiert (in welcher der oben benannten Formen auch immer), dann setzt über kurz oder lang ein Prozess sozialer Diskriminierung ein. Das betroffene Subjekt wird auf jeden Fall darauf mit einer Änderung seines Verhaltens reagieren. Im Falle von als krank bewertetem Verhalten könnte es Hilfe einfordern, häufig zieht es sich zurück, kann vielleicht auch aggressiv reagieren etc. Wird das Verhalten vom Subjekt selber als fremd/krankhaft markiert, können Scham, Rückzug, Vermeidung oder selten auch offener Protest Antworten des betroffenen Subjekts sein. Meist aber wird es sich sogar selbst fremd. Unter dem Druck, sozialen Normen entsprechen zu müssen, werden Gedanken, Handlungsimpulse und Gefühle dann vom Subjekt auch für sich selbst unsichtbar gemacht (z. B. verdrängt).

Hilfe bedeutet für Jantzen und Schubenz eine Aufhebung der Isolation. Das kann z. B. dadurch geschehen, dass das als fremdartig/krank markierte Verhalten für das Subjekt und dessen soziale Umgebung verstehbar und damit wieder *mitteilbar* gemacht wird. Das gemeinsame, von Patient:in und Therapeut:in vollzogene Erkennen und Anerkennen der »Funktionalität des Dysfunktionalen«[15] wirkt in der Lesart von Jantzen und Schubenz nicht durch eine irgendwie geartete Genialität einer Deutung, sondern durch die damit verbundene Aufhebung der Isolation, durch das (Wieder-)Finden einer gemeinsamen Sprache und Kooperationsbasis. Wird einem Subjekt in dieser Situation keine Hilfe zuteil, setzt sich der Prozess der Isolation durch Fixierung vormals funktionaler, mittlerweile aber dysfunktional gewordener Wahrnehmungs-, Denk- und Handlungsmuster fort, und es kommt zu einer dauerhaften psychischen Störung.

In diesen beiden Konzepten werden die bio-psycho-sozialen Faktoren nicht als Ursachen psychischer Störungen verstanden, sondern lediglich als deren Auslöser. Auslöser stellen notwendige, aber nicht hinreichende Bedingungen für das Entstehen psychischer Störungen dar. Die beiden Modelle wie auch das BPS-Modell gehen davon aus, dass es mehr oder minder das ganze Leben hindurch schädigende Einflüsse gibt, die auf biologischer, psychischer oder sozialer Ebene auftreten. Diese führen nicht automatisch zu einer psychischen Störung. Ein gewisses Maß an Stress (Auseinandersetzung mit potenziell schädigenden Einflüssen auf biologischer, psychischer und sozialer Ebene) ist für eine gute und gesunde Entwicklung und Ausbildung ausreichender Resilienz sogar notwendig.

---

15 So lautet der Untertitel des letzten großen Werkes von Stavros Mentzos (2009, »Lehrbuch der Psychodynamik«).

Worin besteht nun die Differenz des Isolationsmodells von Jantzen und Schubenz zum BPS-Modell? Ich stelle die beiden Modelle einmal schematisch gegenüber:

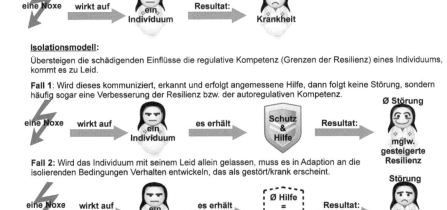

BPS-Modell:
Übersteigen die schädigenden Einflüsse die regulative Kompetenz (Grenzen der Resilienz) eines Individuums kommt es zur Störung/Krankheit:

Isolationsmodell:
Übersteigen die schädigenden Einflüsse die regulative Kompetenz (Grenzen der Resilienz) eines Individuums, kommt es zu Leid.

Fall 1: Wird dieses kommuniziert, erkannt und erfolgt angemessene Hilfe, dann folgt keine Störung, sondern häufig sogar eine Verbesserung der Resilienz bzw. der autoregulativen Kompetenz.

Fall 2: Wird das Individuum mit seinem Leid allein gelassen, muss es in Adaption an die isolierenden Bedingungen Verhalten entwickeln, das als gestört/krank erscheint.

In diesem Modell bekommt (gewährte oder nicht gewährte) Hilfe und Unterstützung einen entscheidenden Stellenwert bei der Entstehung psychischer Störungen. Erfolgen diese sozialen Aktionen nicht, setzt ein Isolationsprozess ein, der zu psychischen und/oder auch körperlichen Krankheiten oder zu einer Behinderung[16] führt. Der Isolationsprozess wird hier als der wesentliche Faktor, ein die Behinderung bzw. psychische Krankheit konstituierender Faktor verstanden. Streng genommen gibt es in diesem Modell psychische Krankheit oder Behinderung ohne Isolationsprozess nicht! Alle anderen Faktoren, wie z. B. die biologischen, stellen notwendige, aber nicht hinreichende Auslöser dar. Krankheit und Behinderung werden hier nicht, wie in allen anderen Modellen, durch Abweichungen von einer Norm definiert. Abweichungen von der Norm können selbstverständlich Quelle von Irritation, von Leistungsminderung, von vielfältigen Erschwernissen und somit von Leid aller Art sein. Es sind Störungen, unter Umständen auch Störungen mit Krankheitswert, die zwingend einer Behandlung bedürfen. Und nicht immer kann eine Behandlung auch zu einem Verschwinden

---

16 Wolfgang Jantzen hat sich insbesondere mit den Problemen der sogenannten »Behinderten« beschäftigt. Er weist die Attribuierung »Behinderung« oder »Behinderter« zurück und spricht von einem Prozess der Behinderung, damit deutlich machen wollend, dass der Umgang, die sozialen Praxen im Umgang mit den Betreffenden erst die Behinderung herstellen.

der Störung und damit des Leidens führen. Aber das unter Umständen verbleibende Leid / die verbleibende Störung führt eben nicht zu einer psychischen Störung oder Behinderung, solange mit den Folgen kooperativ umgegangen wird. Der kooperativ eingebundene und damit auch in seiner Würde gesehene Mitmensch bleibt psychisch gesund, auch wenn er »anders funktioniert« oder weniger kann. Eine psychische Störung und/oder eine Behinderung entwickelt sich nach diesem Modell erst dann, wenn Störung und Leid nicht mehr in den je historisch und gesellschaftlich gegebenen Möglichkeiten behandelt werden und es dadurch oder auch durch andere soziale Prozesse zu Diskriminierung und Isolation kommt. Psychische Störung und Behinderung stellen dann von der Seite der Betroffenen funktionale Anpassungen an inhumane und dysfunktionale soziale Verhältnisse dar.

Im BPS- sowie im Vulnerabilitäts-Stress-Modell sind soziale Faktoren zwar auch abbildbar, begründen aber lediglich eine bessere oder schlechtere Vulnerabilität oder Resilienz. Damit verschiebt sich der Akzent wiederum auf das kranke Individuum und lässt den Prozess der Isolation als einen sozialen Prozess in den Hintergrund treten. Aber genau diesen Prozess haben Schubenz und Jantzen im Auge:

> »Die langfristige Aufrechterhaltung isolierender Bedingungen bewirkt langfristige Umstrukturierungen [...]. Schutzreflexe gegen belastende Inhalte (Verdrängung, soziale Herausbildung des ›Unbewussten‹), Übernahme von Normen, die der eigenen Bedürfnisbefriedigung und Realitätskontrolle entgegenstehen (Über-Ich-Bildung) und psychosomatische (oder besser psychovegetative) Störungen stellen Adaptationsmöglichkeiten des menschlichen Organismus unter isolierenden Bedingungen dar. Die Realität wird nunmehr inadäquat abgebildet, um die individuelle Realitätskontrolle zu sichern, **die Pathologie der isolierenden Situation, die durch den Defekt lediglich eingeleitet ist, jedoch durchgängig sozialer Natur ist, zwingt das menschliche Hirn auf andere Weise zu arbeiten, lässt qualitativ neue und andere pathologische, d. h. mit der Entfaltungslogik des individuellen Menschen im Widerspruch stehende funktionelle Systeme auftreten.**« (Hervorhebung im Original) (Jantzen, 1979, S. 66)

In diesem Konzept stellt z. B. nicht das Down-Syndrom selbst die Behinderung dar. Das Down-Syndrom ist eine genetische Variante, die ohne Zweifel Einschränkungen mit sich bringt, ist aber weder eine Krankheit noch die Behinderung selbst. Das Down-Syndrom ist, unvoreingenommen gesehen, eine Besonderheit, verbunden auch mit besonderen Begabungen[17]. Erst vielfältige Stigma-

---

17 »Die Erforschung der geistigen Entwicklung hat ergeben, dass Menschen mit Down-Syndrom weit größere Fähigkeiten haben, als man ihnen früher zugetraut hat. Bei Menschen mit Down-Syndrom entwickelt sich die Intelligenz nach den gleichen Gesetzmäßigkeiten wie bei nicht behinderten Menschen, jedoch in einem verlangsamten Tempo. Unter Berücksichtigung ihres anderen Lernstils können viele Menschen mit Down-Syndrom mit entsprechender Förderung Sprechen, Lesen und Schreiben lernen. Die Intelligenzentwicklung von Menschen mit

tisierungsprozesse, unzureichende Unterstützung der Eltern, der Schule usw. behindern die Kinder und führen unter Umständen zu psychischen Störungen. Beispielhaft lässt sich am Down-Syndrom illustrieren, dass im allgemeinen Verständnis wie häufig leider auch im fachlichen Diskurs eine lediglich genetische Varianz als Krankheit und/oder Behinderung erscheint. Damit werden alle folgenden (auch psychischen) Probleme dem Individuum als Eigenschaften zugeschrieben und die sozialen Prozesse, die erst die psychische Störung entstehen lassen, unsichtbar gemacht.

Eine ähnliche Theorie entwickelte Siegfried Schubenz. Er bestimmt als Wesensmerkmal psychischer Krankheit und Behinderung gleichfalls die Isolation. Diese wird als ein Prozess gefasst, der für das betroffene Individuum eine potenzielle Todesdrohung darstellt, da sich Menschen nur in Verhältnissen stabiler Bezogenheit entwickeln und existieren können:

> »Krankheiten sind Prozesse, die auf die soziale Isolierung ihres Trägers gerichtet sind, an deren absehbaren Ende der Tod steht. Die symptomatischen Anzeichen dieser Prozesse für sich zu behandeln, kann sie unter Hinnahme neuer Risiken verlangsamen, unterbindet sie aber nicht. Die jeweilige gefährliche Krankheit bleibt so lange bestehen und ist dabei auch in jedem Augenblick progressiv, wie der eigentliche Grund, die wesentliche soziale Isolierung, nicht aufgehoben ist.« (Schubenz, 1983, S. 296f.)

Als Voraussetzung für das Vorliegen einer psychischen Störung und für eine psychologische Therapie sieht er »die drohende oder eingetretene soziale Ausgrenzung eines einzelnen aus seiner sozialen Umgebung, die dann mit eigenen Mitteln nicht mehr überwunden werden kann« (Schubenz, 1983, S. 18). Dass Menschen (biologisch gesehen sozial lebende Säuger) überhaupt in der Lage sind, einander auf eine Weise auszuschließen, dass ihre Überlebenswahrscheinlichkeit signifikant schwindet, sieht Schubenz in der Tatsache einer »besonders schwachen ersten Bindung« begründet. Diese führe zwar einerseits zu einer hohen Verhaltensvariabilität dieser Spezies, die die Voraussetzung für die Herausbildung von Kultur und gesellschaftlicher Lebensweise sei, aber gleichzeitig soziale Ausschließung sowie eine deutlich größere Disposition zur Entwicklung psychischer Störungen ermögliche.

Aus meiner Sicht stellen beide Konzepte entscheidende Beiträge zu einer Theorie psychischer Störungen dar, indem sie als Kern der Pathologie den sozialen Prozess der Isolation herausarbeiten. Psychische Störung wird in diesen Konzepten aus der Perspektive des einzelnen Subjekts, seines Handelns und seiner Innenwelt beschreibbar, ohne den Fehler zu begehen, die Quelle der

---

Down-Syndrom darf nicht als statisch feste, unveränderliche Größe verstanden werden, denn diese steigt kontinuierlich. Soziale und emotionale Fähigkeiten sind in der Regel sehr gut ausgeprägt.« https://down-syndrom.org/de/selbsthilfe-downsyndrom/down-syndrom-entwicklung/, abgerufen am 16.2.2022.

psychischen Störung im Individuum zu verorten, psychische Störung somit dem Individuum als Eigenschaft zu attribuieren und auf diese Weise die sozialen und gesellschaftlichen Prozesse unsichtbar zu machen und die Gesellschaft aus ihrer Verantwortung zu entlassen.

In diesem Störungskonzept erscheinen psychische Krankheiten/Störungen vor allem sozial (z. B. im familiären Kontext) oder gesellschaftlich (z. B. im Rahmen von Bestimmungen und Gesetzen) entstanden, infolge möglicher, aber unterlassener Hilfe. Dem liegt eine Prämisse zugrunde, die man überspitzt vielleicht so formulieren könnte: »Menschen können alles Leid der Welt ertragen, ohne psychisch zu erkranken, solange sie es gemeinsam und kooperativ zu bewältigen versuchen.«[18] Gesellschaftliche/soziale Bedingungen, die sich in entsprechenden Einstellungen und Handlungspraktiken materialisieren, treten als verursachende Momente psychischer Störungen stark in den Vordergrund, während biologische, teilweise auch allgemeinpsychologische Faktoren in den Hintergrund treten.

Hilfe bedeutet hier in erster Linie nicht, Leiden und schon gar nicht Probleme zum Verschwinden zu bringen. Wenn es gelingt, hat sicher niemand etwas dagegen. Der Akzent liegt aber auf etwas anderem: Aus dem individuell empfundenen Leid (körperlich, seelisch oder sozial verursachtem oder empfundenen), welches die Gefahr in sich birgt, dass es Menschen voneinander trennt (weil sie unter Bedingungen des Leidens u. U. nicht mehr so kooperieren können), soll etwas gemacht werden, das man gemeinsam bewältigt. Etwas, das man gemeinsam bewältigt, nennen wir gemeinhin ein Problem. Also etwas überspitzt formuliert: Psychotherapie bedeutet, wir (ver-)wandeln (individuelles, vereinzelndes) Leid in (gemeinsame) Probleme[19]. In diesem Verständnis sind wir gerade keine Problemlöser:innen, sondern Problemproduzent:innen. Probleme werden in der Psychotherapie in dieser Sichtweise in Form von Entwicklung neuer Handlungspraxen neu gestaltet und nur selten ganz zum Verschwinden gebracht.

---

18 Ein extremes Beispiel für eine solche kooperative Bewältigung ist die Sterbebegleitung, die den Tod nicht verhindern kann, das Sterben aber in einen sozialen Kooperationsprozess einzubetten versucht, um ihm so einen Teil des Schreckens zu nehmen, den er für die sterbende Person wie auch für die Überlebenden hat.

19 Dazu passt ganz gut ein anthropologisches Merkmal. Wir können sehr sicher sein, dass auch Tiere (mit großer Sicherheit andere Säugetiere) Leid empfinden können. Aber haben Tiere Probleme? Die haben sie nicht. Sie leiden sicher auch, ohne Probleme zu haben. Probleme haben Menschen, weil sie extrem kooperative Lebewesen sind und es verstanden haben, aus Leid Bedarfe zu entwickeln, die sie kommunizieren und dann kooperativ bewältigen können. Das ist die Grundlage unserer Lebensweise. Psychische Störung ist aus diesem anthropologischen Blickwinkel ein am Individuum auftretender Marker dafür, dass lebenserhaltende Kooperationsbeziehungen zusammengebrochen sind. Und damit sind sie ein Signal und eine Aufforderung an alle, diese Beziehungen wieder herzustellen.

3.4   Abschluss

Die drei hier vorgestellten Konzeptionen seelischer Störungen/Erkrankungen und ihrer Hilferationale stehen aus meiner Sicht trotz unterschiedlicher Akzentuierungen nicht in einem Ausschließungsverhältnis, sondern in einem Ergänzungsverhältnis zueinander. Grundsätzlich ist es sogar möglich, auf der Grundlage eines jeden der hier vorgestellten Modelle die beiden anderen zu integrieren. In der Praxis mixt jede psychotherapeutisch tätige Person sich so im Laufe der Zeit ihren eigenen persönlichen »Cocktail«. Trotzdem erachte ich es als wichtig, diese Modelle mit ihren unterschiedlichen Akzentuierungen zu markieren. Sie gehören alle in unsere Berufskultur.[20] Ich sehe allerdings auch immer wieder – vor allem befördert von einem zunehmenden Prozess der Ökonomisierung im Gesundheitswesen (Maio, 2011) und assistiert von universitärer Psychotherapieforschung – eine Tendenz zu kausalistischen Krankheitsmodellen und den ihnen entsprechenden Hilferationalen und -praxen. Dem gilt es, als praktisch Tätige und den Patient:innen nahe stehende Akteure entgegenzutreten.

---

20 Als solche halte ich es auch für erforderlich, dass diese Konzepte in einer Psychotherapieausbildung gleichrangig vermittelt und gelehrt werden, unabhängig davon, welches Therapieverfahren im Einzelnen gewählt wurde.

4.   Psychotherapie als soziale Praxis

Im Abschnitt »Krankheiten als soziale Konstrukte« habe ich darzulegen versucht, dass Krankheiten sozial/gesellschaftlich[21] konstruierte Gebilde sind. Speziell habe ich das für psychische Krankheiten/Störungen versucht herauszuarbeiten. Dabei konnten wir feststellen, dass psychische Krankheiten begrifflich und konzeptionell soziale Gebilde sind. Nun stellt sich die Frage, ob Psychotherapie damit auch eine soziale Praxis ist. Psychische Krankheiten treten als sozial fremdes/auffälliges Verhalten in Erscheinung. Sie können erst einmal grob gegenüber dem kulturell fremden (nicht der Mehrheitsgesellschaft entsprechenden) und dem kriminellen Verhalten abgegrenzt werden. In der heutigen Praxis des Umgangs mit sozial auffälligem Verhalten beobachten wir einen Prozess, der sich grob folgendermaßen beschreiben lässt:

1. Feststellung auffälligen Verhaltens allgemein (geschieht oft in Alltagskontexten)
2. Einordnung in die Kategorien
   – kulturell fremd,
   – kriminell,
   – (psychisch) krank,
   geschieht teilweise zunächst auch durch Laien/Unbefugte
3. Übergabe der Klärung an Personen, denen die Aufgabe der Bestimmung übertragen wird. Sie werden der Einfachheit halber als »Diagnostiker:innen« bezeichnet. Es sind:
   – Sozialarbeiter:innen/-pädagog:innen,
   – Richter:innen,
   – Ärzt:innen/Psychotherapeut:innen

---

21 Mit der Bezeichnung »sozial/gesellschaftlich« möchte ich ausdrücken, dass bestimmte Prozesse sowohl auf einer Mikroebene (z. B. Prozesse in der Familie) als auch in den umfassenderen gesellschaftlichen Makroebenen in ähnlicher Weise passieren. Das soll nicht als Gleichsetzung verstanden werden. Bei der Untersuchung des Einzelfalls sind die Prozesse zu unterscheiden.

4. »Diagnostiker:innen« sind in diesem Falle gleichzeitig auch diejenigen, welche die Betreffenden mit der »Diagnose« den entsprechenden Hilfesystemen zuweisen und damit entscheiden, ob und welche gesellschaftlichen Ressourcen bereitgestellt werden.
5. Weiterleitung der Betreffenden an die entsprechenden Institutionen:
   – Träger der Pädagogik, Sozialpädagogik, Sozialen Arbeit etc.,
   – Justizvollzug, Bewährungshilfe etc.,
   – stationäre und ambulante Psychotherapie
   Dabei existieren auch Mischformen der Hilfe und Hilfsinstitutionen, wenn wir z. B. an forensische Kliniken denken.

Dieser Prozess findet sich so oder ähnlich in allen modernen Industriegesellschaften, trotz großer Unterschiede z. B. bei der Finanzierung und Trägerschaft der einzelnen institutionalisierten Hilfen (Beispiel: in den USA sind große Teile des Justizvollzugs in privater Hand, Deutschland ist ein Sonderfall bezüglich der Finanzierung ambulanter Psychotherapie durch gesetzliche Krankenkassen usw.). Wie auch immer diese Prozesse in den einzelnen Staaten ausgestaltet sind, sie stellen immer Formen sozialer Hilfen dar. Einem Subjekt beizustehen, sein Verhalten (Wahrnehmen, Denken, Fühlen, Handeln) so zu gestalten, dass er mit möglichst wenigen gravierenden Konflikten mit seiner Umgebung sein Leben gestalten kann, ist nun mal eine Hilfe. Und genauso, wie Sozialpädagogik und Resozialisation spezifische soziale Praxen der Hilfe und Unterstützung sind, ist Psychotherapie auch eine spezifische soziale (Hilfs-)Praxis. Sie alle haben ihren Ausgangspunkt in der Beschäftigung mit Personen mit einem »nicht normalen« Verhalten. Und eines ihrer gemeinsamen Ziele ist eine verbesserte Integration der Betroffenen in die Gesellschaft.

Damit könnte ich meine Ausführungen hier auch beenden, würde es sich nicht lohnen, genauer zu untersuchen, welche anderen Perspektiven sich ergeben, wenn wir auf Psychotherapie als eine soziale Praxis schauen, statt sie nur unter dem Gesichtspunkt der Heilkunde zu betrachten.

Vielleicht macht sich aber bereits jetzt beim Lesen eine Irritation und Frage bemerkbar, die Frage nämlich, ob die Einteilung anormalen Verhaltens in kulturell-fremd, kriminell und krank so selbstverständlich und natürlich ist, wie sie auf den ersten Blick erscheint. Es sind sehr vertraute Vorstellungen und Praxen, mit denen und *in denen* wir leben. Ein Blick von außen wäre schön. Da wir auf Elon Musks Marsbesiedelung noch ein wenig warten müssen, um von dort einen Blick von außen auf uns zu riskieren, bleibt uns nichts weiter übrig, als einen Blick auf ein Früher zu werfen, um aus dieser zeitlichen Distanz ein wenig klarer zu sehen. Das folgende Kapitel ist ein kurzer Abriss der Geschichte der Psychotherapie und der von ihr behandelten Krankheiten der letzten drei Jahrhunderte.

5.   Die Entwicklung psychischer Krankheit –
aus der Geschichte der Psychiatrie

Obgleich es seelisches Leid gegeben haben wird, solange es Menschen gibt, und es wohl auch immer soziale Hilfsformen gab, dieses Leid zu lindern, lässt sich doch feststellen, dass es Psychotherapie in dem Sinne, wie wir sie heute verstehen, noch nicht lange gibt. Ihre Geschichte beginnt in der sich entwickelnden Moderne. Die hier beschriebenen modernen Gesellschaften entwickelten sich gegen Ende der feudalen Epoche mit dem allmählichen Abstieg der Aristokratie als herrschender Klasse sowie dem langsamen Aufstieg des Bürgertums und mit ihm der industriellen als einer neuen Form gesellschaftlicher Produktion (Dörner, 1995).

Die Begriffsgeschichte der psychischen Krankheit wie auch der psychischen Störung beginnt erst mit einer sich allmählich herausbildenden Praxis des Umgangs mit Menschen, deren Verhalten vom dem abwich, was durch die sich verändernden Produktionsbedingungen und den damit einhergehenden sozialen Wandel gefordert wurde. Wir können damit auch nicht sagen, dass es zuerst psychische Störungen gab und dann eine psychotherapeutische Praxis. Die menschliche Praxis selbst schafft in ihrem Vollzug erst die Begriffe, welche die jeweiligen Probleme beschreiben und definieren und dann zu einem wichtigen Werkzeug der Weiterentwicklung der Praxis werden.

Im Verlauf einer ca. 300 Jahre währenden Entwicklung entstand die Psychiatrie und als eine ihrer Behandlungsmethoden die Psychotherapie. Dieser Prozess wurde insbesondere von Michael Foucault (1969, 1976) und Klaus Dörner (1995) beschrieben, wobei ich mich vor allem auf Letzteren beziehe, weil Dörner stärker als Foucault seine Perspektive sowohl auf die ökonomisch-gesellschaftlichen Rahmenbedingungen als auch auf die Entwicklungen außerhalb Frankreichs, vornehmlich Englands und Deutschlands, richtet. In England, wo die industrielle Revolution ein Jahrhundert vor dem Kontinent einsetzte, entwickelten sich schon zuvor ab dem 17. Jahrhundert diejenigen Praxisformen, die später zu Psychiatrie und Psychotherapie wurden. Was war passiert, welches Problem tauchte auf, auf das eine sich allmählich zu Psychiatrie und Psychotherapie entwickelnde Praxis eine Antwort zu geben versuchte?

Im Rahmen dessen, was Karl Marx unter dem Begriff »ursprüngliche Akkumulation« (Marx, 1972)[22] beschrieb, wurden zehntausende Bauern enteignet, Allmende-Land wurde privatisiert, später auch feudales und kirchliches Vermögen. Entbunden von Haus und Hof, entstand ein Heer von »freien« Arbeiter:innen, die einem sich entwickelnden »Arbeitsmarkt« zunächst in den entstehenden Manufakturen, später in der sich entwickelnden Industrie zur Verfügung standen. Natürlich wurden nicht immer genauso viele Bauern enteignet wie Arbeitsplätze entstanden, sondern regelmäßig mehr, um ein Heer von Arbeitswilligen zur Verfügung zu haben. Der Rest strich durch die Lande, bettelte und raubte. Zu Regierungszeiten Elisabeths I. wurden jährlich mehrere Hundert Landstreicher aufgehängt. In dieser Zeit wurden daneben sogenannte *work-houses* errichtet, Anstalten, in denen die arbeitslosen Landstreicher:innen zusammengepfercht und zur Arbeit gezwungen wurden. Denn auch dies musste sich erst entwickeln: eine disziplinierte Arbeiterschaft, die im Takt menschlicher Taktgebender und später im Rhythmus von Maschinen ihre Arbeit verrichtet und nicht mehr nach den zyklischen Rhythmen der Natur wie die ca. 45.000 Jahre zuvor, seitdem der Cro-Magnon-Mensch aufgetaucht war (es könnten auch ein paar Jahre mehr sein).

Es stellte sich aber bald heraus, dass es neben den zu diesen Bedingungen Arbeitsunwilligen, denen, die sich dem scheinbar lohnenderen Handwerk des Kriminellen verschrieben hatten, noch eine weitere Gruppe gab: Menschen, die auch unter diesen Bedingungen womöglich hätten arbeiten wollen, dies aber nicht konnten, obwohl sie nicht äußerlich sichtbar körperlich behindert oder körperlich krank waren. Diese von Dörner als »die armen Irren« bezeichneten Menschen bedurften womöglich einer anderen Behandlung als die große Gruppe der Renitenten und Unwilligen. Vor allem aber: Es bedurfte einer Unterscheidung der Gruppen, mit anderen Worten, einer Diagnostik. Diese musste sich von einer rein normativen Diagnostik abweichenden Verhaltens unterscheiden, wie sie sich im Urteil, der »Diagnostik« eines Justizapparates findet. Auch die gleichfalls normativ gestalteten bürokratischen Aussonderungsprozesse eines Polizei- oder Verwaltungsapparates konnten diese Aufgabe nicht erfüllen. Gleichwohl ist Diagnostik auch immer Teil eines Systems, in dem eine Gesellschaft versucht, Kontrolle über abweichendes Verhalten und deren Akteure zu bekommen.

»Die Diagnose erfüllt danach eine Ordnungsfunktion für die Gesellschaft und für das jeweilige konkrete soziale System eines Individuums. Die Diagnose ist ein Instrument, mit dem die Gesellschaft Störungen, Gefährdungen in ihrem empfindlichsten Bereich, den Grundregeln gerade nicht durchschaut, sondern abdeckt, abriegelt, administrativ

---

22 Eine gute Kurzinformation dazu findet sich bei Wikipedia: https://de.wikipedia.org/wiki/Ursprüngliche_Akkumulation, abgerufen am 16. 2. 2022.

in den Griff bekommt und unschädlich macht, indem die soziale Etikettierung medizinisch-wissenschaftlich vervollständigt wird. Dabei ist in diesem Zusammenhang nur von sekundärer Bedeutung, ob eine Störung als körperlich, psychisch oder sozial verursacht angesehen wird.« (Dörner, 1975b, S. 144)

Weiterhin entbehrte das Handeln der »Irren« des freien Willens, der Willkürlichkeit, die man bekanntlich Kriminellen zuschreibt. Darüber hinaus fehlte dem Handeln der Irren die Begründung durch Vernunft. Wollte man einen systematischen, einen rational begründbaren Umgang mit der Unvernunft erreichen, so musste ein Wissenssystem aufgebaut werden, das das Auftreten, den Verlauf und die Prognose von Unvernunft rational erklären und klären konnte. Unter diesem Handlungsdruck entstand in einem langen historischen Prozess die heutige Psychiatrie als Wissenschaft über den Weg der Entwicklung von Diagnostik und Heilkunde. Die ersten Institutionen, die man als psychiatrisch bezeichnen kann, entwickelten sich im 17. Jahrhundert (die sogenannten *madhouses*).

Es gab also Menschen, die sich durch ihre »Unvernunft« der Kooperation in einem arbeitsteiligen, industriell getakteten und »rational« ausgerichteten, aber eben auch fremdbestimmten Arbeitsprozess entzogen. Fremdbestimmt, weil die Produktionsmittel nicht unter ihrer Kontrolle waren, ihnen nicht gehörten. Vernunft im Sinne der Aufklärung bedeutet, sich (s)einer Ratio zu bedienen. In diesem Fall ist es allerdings eine Ratio, die nicht man selbst, sondern andere definiert hatten. Konkret für das Tun am Arbeitsplatz bedeutet das (damals und heute): Unterwerfung unter Bedingungen, welche die gesellschaftliche Arbeitsteilung und Eigentumsordnung vorgeben. Der »vernünftige« Arbeitnehmer besitzt die Fähigkeit, sich dieser Ordnung zu unterwerfen[23], in ihr zu leben, sich in ihr einzurichten und/oder sie vielleicht auch partiell, d.h. politisch und regelgeleitet, zu bekämpfen. Dabei bleibt auch sein Widerstand dem Rational der Aufklärung unterworfen. Ein Rational in dem Sinne, dass arbeitende Menschen z.B. Arbeitgeber an der Stelle zu bekämpfen versuchen, wo diese als Kapitalisten finanziell oder als Arbeitgeber politisch zu treffen sind (als Streikende, indem sie den Unternehmensgewinn untergraben, als politisch-moralisch argumentierende Subjekte, welche Gerechtigkeit einfordern etc.). Die sich der »Ratio« verweigernde Unvernunft und die Unvernünftigen können all dies nicht. Sie können weder systemimmanent kooperieren noch protestieren noch verändern. Sie können sich verweigern, »aussteigen«, sich zurückziehen, bizarres Verhalten an den Tag legen, sich eben »unvernünftig« verhalten.

---

23 Ja, sich einer Ordnung zu unterwerfen, ist auch eine Fähigkeit! Nur indem ich eine Ordnung innerlich repräsentiere, kann ich in ihr kooperativ »funktionieren«, ohne dass ich dauernd mit körperlicher Gewalt und Drohung dazu gebracht werden muss.

Die sich durch die Ideen der Aufklärung entwickelnden Prozesse von »rationalen«, d. h. auf Effizienzsteigerung, Beschleunigung, Maximierung von Gewinn und Nutzen ausgerichteten gesellschaftlichen Praxen führen zur Ausgrenzung einer eben dieser Rationalität entgegenstehenden Unvernunft. Diese Unvernunft kann verschiedene Formen annehmen. Eine Form kann der Wahn(-sinn) sein, d. h. eine mit der Ratio der Aufklärung, der Ratio der Wissenschaft nicht vereinbare Form der Ordnung der Dinge. Es kann die Melancholie oder auch die Manie sein, in beiden finden wir eine Desynchronisierung der Taktung körperlicher, motivationaler und geistiger Aktivität, welche die Abstimmung und damit Kooperation in den je gegebenen sozialen und gesellschaftlichen Bedingungen blockieren (siehe dazu auch Fuchs, 2018, S. 71 ff.). Es gibt weiterhin demenzielle Prozesse, hirnorganische Psychosyndrome, die den gleichen desynchronisierenden Effekt haben. Und dann gibt es neben einigen anderen noch eine rätselhafte Erkrankung, die aus dem antiken Griechenland nach Jahrhunderten des scheinbaren Verschwindens in die beginnende Moderne herübergeweht kam und scheinbar aus dem Nichts wieder auftauchte: die Hysterie. Am Beispiel der Hysterie lassen sich die historischen und gesellschaftlichen Veränderungen seelischer Krankheits- und Behandlungskonzepte besonders eindrucksvoll darstellen.

5.1   Die wiederauferstandene Hysterie

Hysterie, eine heute als seelisch definierte Erkrankung, war neben der Melancholie wohl die häufigste seelische Störung, welche bereits in der Antike beschrieben wird. Hysterie leitet sich vom Begriff der Gebärmutter ab, die Krankheit wurde somit exklusiv Frauen zugeschrieben und als eine ursächlich somatische verstanden. Hippokrates lehrte, dass sie durch die Wanderung der Gebärmutter in andere Organe ausgelöst würde. Zur Behandlung der Hysterie wurde daher Geschlechtsverkehr und Schwangerschaft empfohlen/verordnet, um die Gebärmutter wieder richtig zu platzieren (aus dem »Corpus Hippocraticum«, einer Schriftensammlung zwischen dem 6. und 2. vorchristlichen Jahrhundert aus dem griechisch-sprachigen Raum). Aber dann wurde es für ca. 1500 Jahre ziemlich still um die Hysterie.

Plötzlich tauchte die Hysterie wieder aus der Versenkung auf. Mitte des 17. Jahrhunderts etablierte sich in England die frühbürgerliche Gesellschaft, und es schlug die Geburtsstunde dessen, was wir heute als Psychiatrie bezeichnen. Thomas Willis (1621–1675) und sein Kollege Thomas Sydenham (1624–1689) entwickelten die Grundlagen einer neuen medizinischen Wissenschaft, die von der Anatomie des Nervensystems ausgehend Rückschlüsse auf neurologische wie auch psychische Krankheiten zog. Zwischen körperlich (anatomisch) verursachten Störungen und den »rein« seelischen Ursachen wurde noch nicht unterschieden.

Wohl aber hat Willis ein psychologisches Konzept, das der »Nerven-Spirits«, entwickelt.

> Willis ist aber nicht nur ›the first inventor of the nervous system‹, er gibt auch dieselbe eben neurologisch beschriebene Tätigkeit der Nervenspirits wieder als begeistert von der »Corporeal (vital and sensitive) Soul«, ebenfalls als freie und aktive Materie der Hirnmitte und überdeckt von der rationalen Seele vorgestellt; und in dieser Hinsicht bringt er die Nervenvorgänge unter den von ihm in die Medizin eingeführten Begriff »Psycheology«.
>
> Dieses neurologisch-psychologische System Willis' verdrängte die humoral-chemischen Erklärungen der Tradition und determinierte das 18. Jahrhundert. Krankheiten ergeben sich aus mechanischen Erschütterungen durch äußere Objekte. Die Formen des Irreseins entstehen, wenn keine materielle Schädigung sichtbar ist, da hier lediglich die nur an ihren Wirkungen erkennbaren Nervenspirits lädiert sind. Damit ist jener Bereich geschaffen, der auch nach Ende der in substantiellen Leib-Seele-Beziehungen denkenden Ära nahezu beliebige psychische, moralische, soziale und politische Phänomene »krank« oder »abnorm« zu nennen erlaubte – gerade wegen der Unsichtbarkeit der gleichwohl postulierten (oder bestrittenen) materiellen Läsion. (Dörner, 1975a, S. 35 f.)

Die vorgenannte Krankheitslehre Willis' (Nerven-Spirits) wird hauptsächlich auf die Hysterie angewendet. Mit Thomas Sydenham (1624–1689) und Francis Glisson (1596–1677) zusammen wird dieses System der Nerven-Spirits auch auf die Hypochondrie ausgedehnt. Hierbei sind meist Frauen von Hysterie betroffen, außer wenn sie hart arbeiten, während Männer vor allem dann von Hysterie betroffen sind, wenn sie eher eine sitzende Tätigkeit ausüben. Dörner führt aus, dass sich die Krankheitsbeschreibungen auf die sichtbare bürgerliche Öffentlichkeit beziehen, speziell auf die in den kaufmännischen oder sonstigen Büros oder in akademischen oder literarischen Berufen.

Die »Wiederauferstehung« der Hysterie ereignet sich zu einer Zeit, in der sich im sich entwickelnden Bürgertum ein wachsendes gesellschaftliches Interesse an individueller Subjektivität und Persönlichkeitsentwicklung etabliert. Mit diesem Interesse wächst aber auch ein Bewusstsein über die damit verbundenen Risiken. Die Hysterie ist nun die »Erzählung«, in der die Gefahren der Subjektentwicklung durch körperliche Inszenierung zur Darstellung kommen können, auch dann, wenn diese Gefahren, z. B. weil sie gesellschaftliche Tabus berühren, (noch) keine Worte haben. Aber damit werden sie auch behandelbar. Die Wiederentdeckung der Hysterie führt zu einem Differenzierungsprozess innerhalb der Psychiatrie, der bis heute sichtbar ist. Auf der einen Seite die Therapie in den *madhouses*, aus der sich die Anstaltspsychiatrie entwickelt, auf der anderen Seite die sogenannte Sprechstundenpsychiatrie, die den Ursprung der modernen Psychotherapie markiert (Dörner, 1995).

5.2   Hysterie, Neurose und das moderne Subjekt

Klaus Dörner schildert in »Bürger und Irre« (1995) im Weiteren sehr detailliert die sozialen Orte, an denen Hysterie gehäuft (eigentlich fast ausschließlich) auftrat. Es ist das von unmittelbarer, existenzieller, ökonomischer Not befreite Bürgertum. Aber es ist auch ein Bürgertum, das nicht mehr in feudaler Eingebundenheit und der damit gegebenen spirituellen Sicherheit leben konnte. Die Mitglieder dieser neuen Klasse mussten sich von Generation zu Generation ihren Platz in der Welt suchen, ihre eigene Biografie gestalten, sich selbst als Subjekte eines je einmaligen Lebens konstituieren.

Von daher lässt sich die Symptomatik der Hysterie, so wie sie heute noch beschrieben wird, als dysfunktionale Handlungsmuster in den Themenfeldern Selbstentwurf, Lebensplanung, Selbstdarstellung (in leibnahen, kulturellen, intellektuellen Aspekten) und soziales Geltungsstreben verstehen. Im ICD-10 wird die Histrionische Persönlichkeitsstörung F60.4 folgendermaßen beschrieben:

> »Eine Persönlichkeitsstörung, die durch oberflächliche und labile Affektivität, Dramatisierung, einen theatralischen, übertriebenen Ausdruck von Gefühlen, durch Suggestibilität, Egozentrik, Genusssucht, Mangel an Rücksichtnahme, erhöhte Kränkbarkeit und ein dauerndes Verlangen nach Anerkennung, äußeren Reizen und Aufmerksamkeit gekennzeichnet ist.«

Ein nach eigenen Plänen leben wollendes, diese aber nicht »realistisch« umsetzen könnendes, das immer wieder neu und scheinbar planlos probierende, nach Anerkennung schreiende, daran aber scheiternde bürgerliche Subjekt tritt uns hier in männlicher und weiblicher Variante entgegen. In den aus dem 19. Jahrhundert stammenden Beschreibungen der in dieser Zeit fast ausschließlich Frauen zugeschriebenen Hysterie finden wir als Hintergrund der Hysterie einen Kampf um die Anerkennung als Frau, als Subjekt mit eigener Sexualität und Selbstbestimmung in der Rolle als (Ehe-)Frau. Der Kampf um Anerkennung wurde vor allem in Form dramatischer Inszenierung geführt, da offene Rebellion wegen bestehender Machtverhältnisse zwischen den Geschlechtern selbst für Frauen aus dem Bürgertum zu riskant war. Erst mit breiter Veränderung gesellschaftlicher Machtverhältnisse und der Etablierung zunächst bürgerlich-feministischer, später auch sozialistisch-feministischer Positionen wurden offenere Formen der Kommunikation und damit klarere Positionsbestimmungen weiblicher Interessen möglich.

Grundsätzlich hat menschliche Kommunikation immer auch performative Anteile, weil jede menschliche Kommunikation leibhaft ist und in sozialen und räumlichen Konfigurationen stattfindet. Auch alle elektronische, medienvermittelte Kommunikation inszeniert sich mit performativen Mitteln, für welche häufig die Formen leibhafter Präsenz Modell stehen. Daher kann man im Umkehrschluss nicht behaupten, dass Dramatisierung, Inszenierung und der Einsatz performativer Mittel grundsätzlich im Dienste einer Verschleierung stehen, wenn eine offene und häufig klarere Positionsbestimmung über wörtliche Kommunikation zu riskant ist. Aber Dramatisierung kann hervorragend dazu genutzt werden, Aufmerksamkeit als basale Vorform der Anerkennung zu erzeugen, ohne hinreichend präzise ausdrücken zu müssen, um was es dabei genau geht. Und dies erfüllt der hysterische Modus der Kommunikation in perfekter Weise.

Was das Dramatische an der Hysterie betrifft, so ist es ja nicht so, dass es den performativen Zwang, den Kampf um öffentliche Aufmerksamkeit erst seit den Zeiten sozialer Medien gibt. So beginnt die große Zeit der Porträtmalerei in der Renaissance mit dem Aufkommen der großen Handelsherren, die sich in diesen Darstellungen zu inszenieren trachteten. Die Selbstdarstellung, der performative Zwang, zuvor nur eine Notwendigkeit für konkurrierende aristokratische Herrscher, breitet sich in die bürgerliche Sphäre aus, da das Ausgerichtet-Sein ihrer Lebensentwürfe auf den neuen »Märkten der Möglichkeiten« dauerhafte Konkurrenzbeziehungen hervorbringt. Zusammengefasst: Die Hysterie, oder besser gesagt die hysterische Form der Kommunikation, macht das bürgerliche Projekt der Verwirklichung des eigenen autonomen Selbst, das seine Gefühle, Intentionen, Pläne und Wünsche in die Welt bringt und auf deren Resonanz wartet, genauso zum Thema wie ihr Scheitern daran. Daher auch die Faszination, die das Thema Hysterie für die bürgerliche Öffentlichkeit seit den Zeiten von Willis hat.

Es dürfte deutlich geworden sein, dass nicht nur die Hysterie als Phänomen, sondern auch der Begriff selbst sehr schillernd ist. Er kann der Bezeichnung einer Krankheit dienen wie auch der Kennzeichnung einer bestimmten Verhaltens- und Kommunikationsweise. Als Begriff machte die Hysterie in der Neuzeit zunächst (also zu Zeiten von Willis und Sydenham) Karriere als eine Bezeichnung für etwas, das wir heute als Neurose bezeichnen würden. Es war eher ein Gattungsbegriff denn eine klar abgegrenzte diagnostische Kategorie. Das wundert auch nicht, denn die begriffliche Differenzierung seelischer Störungen stand ja erst am Anfang. Noch im 19. Jahrhundert – und besonders in der zweiten Hälfte – wurde Hysterie vor allem Frauen zugeschrieben. Nun musste die stolze Männerwelt spätestens im Verlauf des Ersten Weltkrieges erkennen, dass auch die »Herren der Schöpfung« unter Symptomen leiden konnten, die man als hysterisch einordnete. Die Rede ist von den »Kriegszitterern«, einer psychischen Störung, die man heute als eine Form von PTBS verstehen würde, damals aber wegen der Dramatik der Symptome als hysterisch qualifizierte[24] (zum Bedeutungswandel der Begriffe »Neurose« und »Kriegszitterer« siehe auch Dörner, 1975a). Die Hysterie als klinisch-diagnostische Kategorie kam zunehmend »aus

---

24 https://www.journal-fuer-psychologie.de/index.php/jfp/article/view/426/469, abgerufen am 16.2.2022.

der Mode«, wohl nicht zuletzt deshalb, weil die Männer keinesfalls in dieses Kleid schlüpfen wollten. Selbst in psychodynamischen theoretischen Kontexten wird heute kaum noch von Hysterie gesprochen (obgleich die Entwicklung einer Psychodynamik der Hysterie der Frau den Beginn der Psychoanalyse markiert!). Stavros Mentzos verdanken wir eine kurze und prägnante Darstellung des psychodynamischen Verständnisses der Hysterie aus heutiger Sicht (Mentzos, 2009, S. 91 ff.). Auch er lässt den Begriff »Hysterie« als diagnostische Kategorie fallen, beschreibt aber den »hysterischen Modus« als eine spezifische Form einer Abwehr, einer Kommunikation der Beziehungsgestaltung, welche mit ganz unterschiedlichen psychischen Störungen verknüpft sein kann.

Anders als Mentzos und die Psychoanalyse sehe ich im Hintergrund des hysterischen Modus weniger unerfüllte sexuelle Bedürfnisse am Werk, sondern umfassender als diese die Anerkennung des Subjekts, was Anerkennung leibhafter (eben auch sexueller) Bedürfnisse aber genauso einschließt wie alle sozialen. Ich verstehe Anerkennung als einen zweifachen Prozess. Dieser hat im Erkennen eine epistemische Seite, denn nur was ich in seiner Besonderheit erkenne, kann ich auch anerkennen, und in der Würdigung eine normative Seite: Ich gestehe dem erkannten Subjekt prinzipiell die gleichen Rechte als selbständiges Subjekt zu wie mir selbst (Habermas, 1968, S. 9–47 und Honneth, 2007).

Zurück ins 17. Jahrhundert: Für die das bürgerliche Publikum betreffenden zahlreichen Erkrankungen der Seele, wie die Hysterie und in gewisser Weise auch die Melancholie als Vorläufer der Depression, wurden in den folgenden Jahrzehnten Behandlungspraxen entwickelt, die sich von den rabiat wirkenden in den sich auch im Aufbau befindlichen psychiatrischen Institutionen deutlich unterschieden. Letztere waren schwerpunktmäßig auf die von Dörner so bezeichneten »armen Irren« ausgerichtet. Die dort behandelten Störungen reichten, wenn wir heutige diagnostische Kriterien in Anwendung bringen, über das gesamte Spektrum heutiger psychiatrischer Erkrankungen mit Ausnahme der Hysterie und leichterer Formen der Melancholie. Daneben gab es auch *madhouses* für die »reichen Irren«. Willis schreibt zur Behandlung der »Irren« (nach heutigem Verständnis die schwereren stationär aufzunehmenden psychiatrischen Patient:innen):

> »Zur Heilung der Irren ist nichts wirksamer und notwendiger als ihre Ehrfurcht denen gegenüber, die sie als ihre Peiniger erleben. […] Tobende Irre werden schneller und sicherer geheilt durch Strafen und harte Behandlung in einem engen Raum als durch ärztliche Kunst und Medikamente. […] Man halte die Ernährung dürftig und wenig schmackhaft, die Kleidung leicht, die Betten hart und die Behandlung streng und rigide.« (Willis, 1667, S. 191; zitiert nach Dörner, 1975a, S. 37)

Demgegenüber wurden Behandlungspraktiken für ein bürgerliches Klientel entwickelt. Weiter aus Dörners »Bürger und Irre«:

»[S]o beherrscht die Hysterie den Markt des Interesses an sich selbst. Sie wird zu einem Instrument, durch das der Bürger sein menschliches Selbst und sein gesellschaftlich-nationales Selbst zur Deckung bringen kann. […] Aus dieser wechselseitigen gesellschaftlich-ärztlichen Verflechtung wird nicht nur verständlich, daß alle Welt – Ärzte und Nicht-Ärzte – über Hysterie schrieb, sondern auch, daß die Mehrzahl dieser Bücher und Zeitschriftenaufsätze von der Beschreibung der eigenen Krankengeschichte des Autors ausgingen und daß sie – an die Gesamtheit der gebildeten Öffentlichkeit gerichtet – nicht an die ärztliche Autorität verwiesen, sondern durch Mitteilung eines umfassenden Heilungsplans zur Selbsthilfe aufforderten. Das Bemühen, aus einer als gefährlich empfundenen ›instability‹ zu einer stabilen Ordnung, zur Identität, zu einem Selbst zu finden, das selbsttätig funktioniert und nicht durch eine äußere Autorität oktroyiert wird, war der Kern aller öffentlichen Diskussion – auf der politischen Ebene, so bei Locke, wie auf der individuellen.« (Dörner, 1975a, S. 39f.)

Die Tatsache, »*daß […] von der Beschreibung der eigenen Krankengeschichte des Autors*« ausgegangen wird und dass »*nicht an die ärztliche Autorität verwiesen, sondern durch Mitteilung eines umfassenden Heilungsplans zur Selbsthilfe*« aufgefordert wird, beschreibt ein zentrales Merkmal auch moderner psychotherapeutischer Praxis. Man kann mit Fug und Recht behaupten, dass in den damaligen Behandlungspraxen der Keim der späteren modernen Psychotherapie steckt.

Nach Willis beginnt in den folgenden Jahrhunderten ein Prozess, in dem Hysterie und später alle Neurosen als rein seelische Krankheiten verstanden werden, denen keine organische Störung zugrunde liegt. Wohl aber können organische Symptome aus diesen seelischen Erkrankungen resultieren. Die größte Verbreitung erfuhr dieses ätiologische Konzept zwischen dem ausgehenden 19. Jahrhundert und der Mitte des 20. Mittlerweile wurde von dem Begriff der Neurosen weitgehend Abstand genommen. Das, was einst Neurose war, ist im heutigen ICD-10 in den Kapiteln F30 bis F69 sowie in F90.98 untergebracht. Zur Ätiologie wird keine Aussage mehr getroffen, weil nur in wenigen Fällen sicher entschieden werden kann, welcher Anteil somatisch und welcher nicht-somatischer Natur ist.

Aber etwas ist von der Trennung zwischen »klassischer« Neurologie und Psychiatrie auf der einen Seite und Psychotherapie auf der anderen geblieben: Eine wenn auch nicht scharfe, aber doch deutliche Markierung der Reviere, in denen überwiegend die Psychiatrie die Behandlung bestimmt, und diejenigen Krankheiten, in denen die Psychotherapie die Behandlung dominiert. Die Grenze verläuft ziemlich genau zwischen der klassischen Hysterie sowie den leichteren Formen der Hypochondrie als »Markenkern« der Neurosen auf der einen und den Tobsüchten und der Unvernunft auf der anderen Seite.

Die Entwicklung der Psychiatrie verlief in den folgenden Jahrhunderten in Frankreich, Deutschland und England unterschiedlich. Da England aber in vielen gesellschaftlichen Entwicklungen, so auch in der Etablierung der Psychiatrie, eine Vorreiterrolle hatte, beschränke ich meine Darstellung auf England und möchte mit einem großen Sprung zu der Epoche wechseln, die wir als Geburtsstunde der modernen Psychotherapie bezeichnen können. Hiermit ist auch ein Ortswechsel angezeigt, von London in das Wien in den Jahrzehnten um die Wende vom 19. zum 20. Jahrhundert.

6. Die »Geburt« der modernen Psychotherapie

6.1 Psychotherapie als Hilfe zum biografischen Selbstentwurf

Nachdem, zumindest vorübergehend, zu Beginn der modernen Psychotherapie den Neurosen (Hysterie, Neurasthenie, Zwänge) die somatischen ätiologischen Bezüge abhandengekommen waren, war der Weg frei zu Behandlungsformen, die auf körperliche Einflussnahme wie Medikamente, physikalische Therapien, Diäten, krankengymnastische Praktiken usw. weitgehend verzichteten und die Krankheit nur mit rein psychologischen Mitteln (Hypnose, Gespräch etc.) behandelten. Mit einem Wort: Psychotherapie[25]. Die auch heute noch weitergehende Ausdifferenzierung der Heilkunde in ganz unterschiedliche Verfahren (Medikamente, Diäten, physikalische Therapie, chirurgische Eingriffe, …) wie auch die Herausbildung unterschiedlicher Fachgebiete (Innere Medizin, Chirurgie, Neurologie, …) ist ein Prozess in modernen Gesellschaften. Diese hat erst die Psychotherapie als eigenes Fachgebiet und ihre auf die psychologischen Mittel beschränkte Vorgehensweise hervorgebracht. Nun wäre es sehr verkürzt, wenn wir diese Entwicklung lediglich als Resultat eines wissenschaftlichen Erkenntnisprozesses oder als Ergebnis von diskursiven Prozessen der Fachwelt verstehen würden. Wissenschaft benutzt zwar Reagenzgläser, aber sie entwickelt

---

25 Hier die aktuell geltende Definition von Psychotherapie: »Psychotherapie ist die Behandlung von Individuen auf der Basis einer Einwirkung mit überwiegend psychischen Mitteln. Die Definition wissenschaftlicher Psychotherapie fordert eine Reihe von weiteren Bedingungen, z.B. das Anstreben der positiven Beeinflussung von Störungs- und Leidenszuständen in Richtung auf ein nach Möglichkeit gemeinsam erarbeitetes Ziel (z.B. Symptomminimalisierung und/oder Strukturveränderungen der Persönlichkeit) sowie einen geplanten und kontrollierten Behandlungsprozess, der über lehrbare Techniken beschrieben werden kann und sich auf eine Theorie normalen und pathologischen Verhaltens bezieht. Wissenschaftliche Psychotherapie sollte als Heilbehandlung im Rahmen des jeweiligen Gesundheitssystems zu bestimmen sein.« (Wissenschaftlicher Beirat Psychotherapie) 2008 https://www.wbpsychotherapie.de/stellungnahmen/sonstige-stellungnahmen-und-veroeffentlichungen/glossar/, abgerufen am 16.2.2022.

sich nicht in ihnen. Sie entwickelt sich in gesellschaftlichen Gemengelagen, die daher auch betrachtet werden wollen.

Die aus den feudalen Strukturen befreiten Bürger:innen waren also frei, ihr Leben nach eigenen Vorstellungen und gemäß der eigenen materiellen Möglichkeiten zu gestalten, ein selbstbestimmtes Leben zu führen und damit eine individuelle Biografie zu entwerfen. Aber mit dieser Freiheit entstand gleichzeitig die Notwendigkeit und somit der Zwang, dies zu tun. Mittlerweile hat sich die Beschleunigung des sozialen Wandels so weit gesteigert, dass von zeitgenössischen Subjekten nicht nur ein einzelner biografischer Lebensentwurf erwartet wird, es entwickeln sich zunehmend Anforderungen, sich immer wieder neu zu erfinden. Zumindest teilweise »erfinden« sich Subjekte neu, wenn sie ihren Beruf wechseln, eine Familie gründen (was ja mittlerweile oft mehrfach im Erwachsenenleben geschieht) oder ins Ausland gehen.

Am Ende des 19. Jahrhunderts hat sich, zumindest in den Städten Mitteleuropas und Großbritanniens, ein zahlenmäßig starkes Bürgertum entwickelt (neben einem noch deutlich zahlreicheren Proletariat). Die sich aus feudalen Strukturen lösenden Bürger entwickeln mit dem sich in gleichem Zuge entstehenden Waren- und Arbeitsmarkt sowie den damit einhergehenden miteinander konkurrierenden Unternehmen individuelle Lebensentwürfe. Diese orientieren sich nicht mehr streng an den Entwürfen der Eltern, ihrer Familien, des eigenen Standes etc., sondern sind auf eine sich immer rasanter verändernde Angebotslage auf den Waren-, den Arbeitsmärkten und den in stetem Wandel befindlichen Unternehmen hin ausgerichtet. Dies führt gesellschaftlich zu einer sich immer weiter beschleunigten Entwicklung, die auch die privaten und intimen Beziehungen sowie die Selbstverhältnisse und -definitionen der Individuen umfasst.

> »Ohne die Bereitschaft zur Veränderung der je eigenen beruflichen und familialen, religiösen und politischen, ehrenamtlichen und ästhetischen Position laufen Individuen stets Gefahr, ihren Platz in der Sozialordnung zu verlieren und einen gravierenden Ressourcen- und damit Weltreichweitenverlust hinnehmen zu müssen. Diese Form der spätmodernen Lebenswirklichkeit habe ich mit dem Bild der rutschenden Abhänge (slippery slopes) oder der Rolltreppen nach unten zu beschreiben versucht: Die Welt, in die wir uns gestellt finden, ist nicht einfach nur dynamisch, sondern sie befördert uns in jedem Moment gleichsam abwärts, so dass wir (immer schneller) nach oben laufen müssen, um unseren relativen Platz zu halten.« (Rosa, 2016, S. 420)

Und so ergreifen immer mehr Menschen im Laufe ihres Lebens nicht nur einen Beruf, sondern drei, gründen nicht nur eine Familie, sondern »patchworken« sich mit ihren diversen Lebensabschnittsgefährten durch ihre Jahrzehnte, probieren diverse sexuelle, kulturelle etc. Identitäten aus. Das sind Möglichkeiten auf Basis moderner Industriegesellschaften und ihrer produktiven Basis, die in einem einzigen Lebenslauf eine Vielzahl von Lebensentwürfen ermöglichen.

Mittlerweile findet sich dieser Prozess nicht allein in bürgerlichen Milieus, die aufgrund der besseren materiellen Ausstattung von vornherein mehr (Veränderungs-)Möglichkeiten haben, sondern auch in Arbeiter- und Angestelltenmilieus. Auf der anderen Seite entstehen neue, komplexe und widersprüchliche Anforderungen, welchen sich die Subjekte unterwerfen und die sie erfüllen müssen.[26]

Verweigert sich das Subjekt den Anforderungen oder misslingt der Lebensentwurf, gilt es sich und den anderen als gescheiterte Existenz. Vergleichen wir: Der Mensch z. B. des Mittelalters kann schuldig werden an Mitmenschen und gegenüber Gott, es konnten auch viele Dinge in seinem Leben nicht gelungen sein, aber an seinem eigenen Lebensentwurf konnte er nicht scheitern, denn den gab es nicht, es gab nur jeweils denjenigen, der seinem Stand entsprach.

Bürger:innen im ausgehenden 19. Jahrhundert unterschieden sich von Industrie- und Landarbeiter:innen sowie von einfachen Handwerker:innen durch die Verfügung über die zur Realisierung ihrer Lebenspläne erforderlichen Mittel: ökonomisches, soziales, symbolisches und kulturelles Kapital, also materielle Mittel, psychosoziale Ressourcen und persönliche Fähigkeiten (Bourdieu, 1983, S. 183–198). Wenn nun diese Bürger:innen dauerhaft an der Realisierung ihrer Lebensentwürfe scheiterten, konnte das nicht an den äußeren Bedingungen liegen, denn die standen ihnen ja zur Verfügung. Es konnte nur an ihnen selbst liegen oder, besser gesagt, *in* ihnen selbst, an etwas, das wir als innere psychische Blockaden bezeichnen können. Der tragische Mensch in der Moderne ist der scheiternde Mensch, der Versagende, gegenüber der Tragik des sündhaften vormodernen Menschen.

Das unfreiwillige Scheitern der modernen Menschen in ihren Glücksschmieden, an ihren Essen, den Ambossen, in ihrer Hammerführung war keineswegs ein seltenes Phänomen. Es produzierte Leid bei den Betroffenen und ihrer unmittelbaren sozialen Umgebung. Ein Konzept musste her, diesen Menschen zu helfen. Wie gut, dass es ein solches schon gab. Und wie gut, dass es dafür auch einen Namen gab: die Neurose oder die Neurosen in ihren vielfältigen Ausdifferenzierungen. Allen Neurosen wie auch den Persönlichkeitsstörungen, die damals als Charakterneurosen bezeichnet wurden, war gemeinsam, dass sie wenig mit äußeren aktuellen sozialen und ökonomischen Bedingungen zu korrelieren schienen, sondern als etwas Inneres beschrieben werden konnten. Dieses Innere verursacht Leid und drückt sich in dysfunktionalem Verhalten, Denken und Fühlen aus, welches dem Willen nicht unterworfen ist. Neurose und Charakterneurose beschreiben und bezeichnen Prozesse des immer wieder an seinen eigenen Lebensplänen scheiternden modernen bürgerlichen Subjekts. Sie be-

---

26 Zu den widersprüchlichen Subjektanforderungen siehe Andreas Reckwitz, 2020, S. 499 ff.

schreiben ihn als einen psychologischen und wegen seiner Unwillkürlichkeit krankhaften Prozess.[27]

Also vorwärts! Eine individuelle Notlage kann diagnostiziert werden, alle dafür notwendigen begrifflichen Voraussetzungen sind geklärt, ökonomische und psychosoziale Ressourcen sowie das nötige kulturelle Kapital sind vorhanden – die Behandlung kann also beginnen! Natürlich benötigten die Konzepte von Willis und Sydenham dafür noch »Update«. Die inzwischen entstandenen Behandlungsformen, wie die Hypnose, mussten integriert oder kritisch reflektiert werden. Einer der bei diesem Projekt kreativsten und innovativsten Vertreter einer Neuorientierung war Sigmund Freud. Aber bei allen Innovationen in den Behandlungsmethoden blieb der Kern dessen, was das Konzept der Neurose ausmacht, unberührt. Das betrifft nicht nur das, was mit Neurose gemeint war, es betrifft auch die Schicht- oder Klassenzugehörigkeit des behandelten Klientels. Es waren Bürger:innen. Dies lag zunächst einmal daran, dass sich nur die Begüterten eine solche Behandlung leisten konnten. Aber das ist nur ein, wenn auch wichtiger Aspekt der Frage, für wen und für was die Psychotherapie geschaffen wurde. Es ist nicht der einzige.

Es ist ja auffallend, wie lange es gedauert hat, bis nach Einführung der Psychotherapie als Regelleistung der Krankenkassen Arbeiter:innen und Handwerker:innen, also Mitglieder der »unteren«, der »ungebildeten« Klassen und Schichten, in nennenswertem Umfang psychotherapeutische Leistungen in Anspruch nahmen, trotz der bereits früh und zahlreich unternommenen Versuche, Psychotherapie für das nichtbürgerliche Klientel zu öffnen (z. B. durch A. Adler, F. Alexander, W. Reich). Menschen aus den bildungsfernen Unterschichten partizipieren bis heute in geringerem Umfang als Mitglieder der gebildeten

---

27 Dies ist im Wesentlichen die bis heute gültige Definition seelischer Krankheit, wie sie in der Psychotherapie-Richtlinie ausformuliert wird. In § 2.2 wird den körperlichen ätiologischen Faktoren im Unterschied zu den Neurosenvorstellungen von 100 Jahren wieder ein gleicher Stellenwert zugeschrieben:
»*§ 2 Seelische Krankheit*
(1) In dieser Richtlinie wird seelische Krankheit verstanden als krankhafte Störung der Wahrnehmung, des Verhaltens, der Erlebnisverarbeitung, der sozialen Beziehungen und der Körperfunktionen. Es gehört zum Wesen dieser Störungen, dass sie der willentlichen Steuerung durch die Patientin oder den Patienten nicht mehr oder nur zum Teil zugänglich sind.
(2) Krankhafte Störungen können durch seelische oder körperliche Faktoren verursacht werden; sie werden in seelischen und körperlichen Symptomen und in krankhaften Verhaltensweisen erkennbar, denen aktuelle Krisen seelischen Geschehens, aber auch pathologische Veränderungen seelischer Strukturen zugrunde liegen können.
(3) Seelische Strukturen werden in dieser Richtlinie verstanden als die anlagemäßig disponierenden und lebensgeschichtlich erworbenen Grundlagen seelischen Geschehens, das direkt beobachtbar oder indirekt erschließbar ist.« Psychotherapie-Richtlinie, zuletzt geändert am 18. Oktober 2018. Bundesanzeiger (BAnz AT 20. 12. 2018 B2)

Mittelschicht an psychotherapeutischen Angeboten. Das lässt sich mit traditionellen Gewohnheiten nicht hinreichend erklären, fanden doch andere deutlich umwälzendere medizinische Methoden umgehend Anklang und Akzeptanz auch in den unteren Schichten.

Die Unbezahlbarkeit war nicht der entscheidende Grund für die lange fehlende Akzeptanz der Psychotherapie, denn die meisten medizinischen Behandlungen waren von den Betroffenen aus den Unterschichten ebenfalls nicht bezahlbar. Genau deswegen wurde auf Druck der »arbeitenden Klassen« (und um diese gleichzeitig zu beschwichtigen) das gesetzliche System der Krankenversicherung unter Bismarck aufgebaut. Wäre früher ein deutliches Bedürfnis seitens der Versicherten formuliert worden, hätte die Bezahlung der Psychotherapie als Kassenleistung auch früher etabliert werden können. Dieses Bedürfnis konnte aber erst in dem Moment formuliert werden, als es für einen relevanten Teil der Unterschichten eine reale Aufstiegs- und damit eine subjektive Perspektive für die Gestaltung der eigenen Biografie gab. Das war in Deutschland erst nach dem Zweiten Weltkrieg in einem sich verbreiternden Wohlstand möglich.

Trotz allem ist die Inanspruchnahme psychotherapeutischer Leistungen in den gebildeten Schichten bis heute deutlich höher als bei Personen mit geringem kulturellem Kapital oder sozialökonomischem Status. Und dies, obgleich das Risiko, an einer psychischen Störung zu erkranken, für Personen mit geringem sozialökonomischem Status oder geringer Bildung signifikant höher ist, wie das folgende Zitat deutlich macht.

Der von der Deutschen Psychotherapeuten Vereinigung (DPtV) in Auftrag gegebene »Report Psychotherapie 2020« kommt bezogen auf die Inanspruchnahme von Psychotherapie u. a. zu dem Schluss: »*Außerdem nahmen bei den Befragten mit seelischen Problemen diejenigen mit Hochschulabschluss häufiger psychotherapeutische Hilfe in Anspruch als diejenigen mit Hauptschulabschluss und die Bewohner von Großstädten (über 100.000 Einwohner) häufiger als die Bewohner von Kleinstädten (unter 5.000 Einwohner).*«[28] Die soziale Streuung psychischer Störungen im Einzelnen:

- die 12-Monats-Prävalenz, an psychischen Störungen zu erkranken, ist bei Menschen ohne Schulabschluss 2,3-fach höher und bei Personen mit Haupt- und Realschulabschluss 1,2 bis 1,3-fach höher als bei Menschen mit Hochschulabschluss
- Arbeitslose haben ein 2,6-fach höheres Risiko, an psychischen Störungen zu erkranken als Berufstätige
- die 12-Monats-Prävalenz, an psychischen Störungen zu erkranken, liegt bei Personen mit niedrigem sozioökonomischem Status bei 37,9 %

---

28 Report Psychotherapie 2020, 1. Auflage März 2020 / Stand: Februar 2020, www.dptv.de, S. 13, 14, 27.

Personen mit mittlerem sozioökonomischem Status bei 27,6 %
Personen mit hohem sozioökonomischem Status bei 22,0 %

Die gegenüber der ersten Hälfte des 20. Jahrhunderts deutlich besseren materiellen Bedingungen waren nur eine, allerdings notwendige Voraussetzung für einen Boom der Psychotherapie im letzten Viertel des 20. Jahrhunderts, der bis heute anhält. Dies gilt, obgleich die Zahlen aus dem DPtV-Report zeigen, dass nach wie vor ein großes soziales Ungleichgewicht psychischer Störungen sowie von Inanspruchnahme von Psychotherapie zuungunsten »unterer« sozialer Schichten existiert. In der Breite setzte sich die Psychotherapie im Zuge der Durchsetzung der Gegenkultur im Gefolge der kulturellen Umbrüche der 60er Jahre durch. Im Zuge dieser kulturellen Umbrüche etablierten sich neue Subjektkulturen und Subjektivierungsformen (vgl. Reckwitz, 2020). Sie enthielten als ein zentrales Leitmotiv von Individualentwicklung die Selbstverwirklichung und Selbstaktualisierung (z. B. »self growth« bei Carl Rogers). Sozialisierung als Anpassung an Gesellschaft geriet zunehmend in Misskredit. Eine expressive Lebensgestaltung, die Verwirklichung von innewohnend angenommenen, zur Entfaltung drängenden, als sehr individuell und einzigartig konzipierten Anlagen wurde mehr und mehr zu einer Subjektanforderung. Damit wurden gleichzeitig viele der bis dahin geltenden gesellschaftlichen Normen hinterfragbar bis obsolet. Das in der bürgerlichen Gesellschaft ohnehin angelegte Widerspruchsverhältnis zwischen Individuum und Gesellschaft wird hier um einen zusätzlichen, zunehmend wichtigeren Aspekt erweitert. Mit den Chancen und der Forderung nach expressiver Ausgestaltung eigener Individualität wachsen auch die Chancen des Scheiterns. Und da Scheitern bei guten äußeren Bedingungen in modernen Gesellschaften dann häufig schamhaft und demzufolge symptomatisch verarbeitet wird, stieg auch der dadurch verursachte seelische Leidensdruck und damit auch die psychischen Störungen und die entsprechende Diagnosevergabehäufigkeit. Daher muss der »Psychoboom« (oder lieber Boom der Psychotherapie?) keinen mehr wundern.

6.2   Psychotherapie und das Leid des Subjekts

Nun nimmt das Leid am Scheitern des eigenen Subjektentwurfs ja nicht irgendeine beliebige Form an. In modernen Gesellschaften ist es die Form einer Krankheit. Und als (psychische) Krankheit grenzt sich das seelische Leid gegenüber anderen Krankheiten ab und konkurriert mit ihnen. Es konkurriert darum, anerkannt und ernst genommen zu werden, es konkurriert um Zuwendung und Hilfe. Mit einem Wort: Die leidenden Menschen konkurrieren um die Zurverfügungstellung entsprechender gesellschaftlicher Ressourcen. In unserer

Kultur hat sich die cartesianische Trennung zwischen *res extensa* und *res cogitans* tief in unserem Alltagsbewusstsein festgesetzt. Daher stehen sich körperliches und seelisches Leid in unserem Denken oft unverbunden gegenüber und so sind es eben die körperlichen Leiden und Krankheiten, gegenüber denen sich die seelischen abzugrenzen haben. Und um wahrgenommen und anerkannt zu werden, müssen sich die seelischen Leidenszustände gegenüber den körperlichen behaupten. Sie müssen ihre Existenz als eine gleich-wertige und gleichgewichtige Leidensform überhaupt erst einmal erstreiten, um zwischenmenschlich, in der Gesellschaft und in den Hilfesystemen ernst genommen zu werden. Dieser Kampf dauert bis heute an, ein Kampf im Alltagsbewusstsein wie in der Wissenschaft. Hier ist es vor allem die Psychiatrie, in deren Territorien dieser Kampf bis heute tobt.

Die Front der Auseinandersetzung liegt in dem Grenzbereich, in dem die objektiv erfassbaren physiologischen Prozesse im Organismus mit den mentalen und damit letztlich nur subjektiv zu erfassenden Prozessen des Erlebens verbunden sind. Der Kampf, um den es hier geht, entzündet sich an der Frage, ob die subjektive Sphäre des Erlebens die gleiche Relevanz für sich beanspruchen darf wie die objektiv messbare der organischen biochemischen und bioelektrischen Prozesse.[29]

Andreas Heinz (2014) ist ein Psychiater, der für eine begriffliche Trennung von Krankheiten entlang dieser beiden Sphären spricht. Er spricht von Krankheiten »im engeren Sinne« (mit objektivierbaren Krankheitszeichen) und »den Krankheiten im weiteren Sinne« (mit wesentlich nicht objektivierbaren Krankheitszeichen). Heinz versucht, die Unterschiede zwischen Krankheiten allgemein und den neurotischen Erkrankungen, wie er sie sieht, begrifflich zu fassen. Bezogen auf die Neurosen schreibt er:

> »Psychische Leidenszustände, die im Rahmen der Variationen menschlichen Erlebens (das heißt der sogenannten Neurosen und Persönlichkeitsstörungen) auftreten […], [sind] nicht als Erkrankungen im engeren Sinn zu bezeichnen. Sie können mit dem etwas unglücklichen Begriff der Störung (disorder) belegt werden, und es ist absolut richtig, dass die von diesen Erlebnissen betroffenen Personen Anspruch auf mitmenschliche Hilfe – zum Beispiel seitens der Solidargemeinschaft der Krankenkassen zur Finanzierung einer Psycho- oder Soziotherapie – haben.« (Heinz, 2014, S. 348)

Er macht in dieser Schrift immer wieder deutlich, dass Neurosen keine Krankheiten im strengen Sinne sind, und resümiert:

---

29 Letztendlich geht es auch um die Frage, ob geistig-seelische Vorgänge lediglich abgeleitete Phänomene organisch-biochemischer Prozesse darstellen, woraus auch eine hitzige Diskussion resultiert, ob es ein Ich oder eine Freiheit des Willens gibt oder ob nicht am Ende alles Seelische deterministisches Neuronengeflacker ist (siehe dazu Hasler, 2012, S.178ff. und Roth, 2014, S. 239ff.).

»Der hier formulierte Vorschlag reduziert die Zahl psychischer Erkrankungen drastisch. Statt mehrerer hundert (disorders), die derzeit in den international gültigen Klassifikationssystemen alle zumindest implizit als Krankheiten gelten, werden im hier vorgestellten Ansatz nur exogene und endogene Psychosen sowie Suchterkrankungen als psychische Krankheiten im engeren Sinn benannt.« (Heinz, 2014, S. 349f.)

Heinz grenzt Neurose und Persönlichkeitsstörungen aus dem Kreis der »*psychischen Erkrankungen im engeren Sinn*« aus, weil sie nicht alle Kriterien von psychischer Krankheit erfüllen, nämlich: »*die Beeinträchtigung objektivierbarer, universell lebenswichtiger Funktionen sowie das Vorliegen eines ausgeprägten Leidenszustands oder einer schweren Beeinträchtigung der sozialen Teilhabe*« (Heinz, 2014). Das ist keine begriffliche Trennung wie zwischen z. B. Bronchitis und Angina. Diese beiden sind gleichwertige körperliche Erkrankungen, die sich lediglich durch Krankheitszeichen und betroffene Organe unterscheiden. Die von Heinz getroffene Unterscheidung ist grundsätzlicher Natur. Sie konstatiert eine Rangfolge trotz der Beteuerung, dass beide einer Behandlung bedürfen.

Die Begründung dafür, dass es wichtig sei, nur dann von einer psychischen Krankheit zu sprechen, wenn die Beeinträchtigung objektivierbar ist, universell lebenswichtige Funktionen betrifft und ausgeprägtes Leiden verursacht, leitet Heinz vor allem daraus ab, dass nur in Anwendung dieser strengen Kriterien der in der Geschichte immer wieder aufgetretene Missbrauch der Psychiatrie im Dienste von Ideologie und staatlicher Herrschaft verhindert werden kann. Die Objektivierbarkeit und die Beschränkung auf universell lebenswichtige Funktionen bei der Diagnostik psychischer Störungen soll verhindern, dass missliebiges, aber nicht als kriminell einstufbares Verhalten pathologisiert und psychiatrischer Kontrolle unterworfen werden kann. Das ist ja so z. B. in Nazideutschland und in der Sowjetunion flächendeckend passiert, aber nicht nur da. Ich vertrete das sich an dieser Stelle ausdrückende Motiv voll und ganz, habe aber Zweifel, ob sich der Missbrauch der Psychiatrie in autoritären politischen Systemen auf diese Weise nennenswert wird eingrenzen lassen.

Heinz zieht, ähnlich wie Willis vor ca. 350 Jahren, eine Grenze zwischen Neurosen/Hysterie/leichter Melancholie und den anderen psychiatrischen Erkrankungen wie den akuten und chronischen hirnorganischen Psychosyndromen, schweren Psychosen und schweren affektiven Störungen. Er grenzt die Neurose gegenüber den seelischen Krankheiten ab, indem er argumentiert, es seien nicht alle Kriterien für eine Krankheit erfüllt. Neurosen sind nur zum Teil Krankheiten, was aber auch nach seiner Überzeugung nicht heißt, dass die Betreffenden subjektiv nicht auch erheblich leiden und der Hilfe bedürfen. Wenn nun Neurosen und Persönlichkeitsstörungen nicht alle die notwendigen Kriterien erfüllen, um als »Krankheiten im engeren Sinne« zu gelten, stellt sich die Frage, ob sie denn damit lediglich geringgradige Krankheiten sind. Man müsste dann anstelle von Krankheit von Befindlichkeitsstörungen sprechen. Sehr viele heute als Krankheiten eingruppierte Störungen begannen ihre »Karriere« tatsächlich als Befindlichkeitsstörung. Der »Aufstieg« zur Krankheit beginnt immer spätestens dann, sobald eine Therapie für ein Leid entwickelt wird und für die Therapie ein gesellschaftlicher Kostenträger gesucht wird. So erging es z. B. der MCD/ADHS, der Depression usw. und so wird es dem Burnout-Syndrom voraussichtlich auch noch ergehen. Dies sei an dieser Stelle nur erwähnt, um zu zeigen, dass Krankheiten nicht vor ihrer Therapie existierten, wie man vielleicht gemeinhin annimmt, sondern erst mit ihr sozial konstruiert werden. Zuvor gab es zwar entsprechende Probleme und auch gravierendes Leiden daran, aber eine Krankheit ist eine gesellschaftliche Setzung, die ein Leid zu etwas macht, für dessen Beseitigung/Linderung der Betreffende auf gesellschaftliche Hilfe hoffen darf. Sollten neurotische Störungen nur Befindlichkeitsstörungen sein, müssten sie streng genommen umgehend aus dem Katalog des ICDs gestrichen und die Finanzierung ihrer Therapie zu Lasten der Gemeinschaft sofort beendet werden. Das wäre unangemessen, das würden unsere Patient:innen sicher nicht wollen, wir wohl auch nicht. Aber es scheint etwas an der argumentativen Grundlage zu fehlen, seelischem Leid und seelischer Krankheit den ihr oft attribuierten Charakter einer minderschweren Minusvariante widersprechen zu können. Diese argumentative Grundlage fehlt, solange man Krankheit (auch somatische übrigens) nicht als primär soziales Konstrukt und Therapie (auch die somatische) als eine soziale Praxis begreift!

Eine ganz andere Gefahr entsteht aber noch, wenn wir zwischen Krankheiten im »engeren« und »weiteren« Sinne eine so grundsätzliche Grenze ziehen, wie Heinz es tut. Zweifellos bestehen Unterschiede bezüglich des Kriteriums z. B. der Objektivierbarkeit und der Universalität der Krankheitszeichen. Es scheint, als besäßen wir kein übergeordnetes Kriterium, das allen Krankheiten wesenhaft zukommt. Stellte sich dies heraus, dann hätten wir keine argumentative Basis, dem Missbrauch der Heilkunde im Dienste autoritärer Herrschaft entgegenzutreten. Wir hätten auch kein sachlich begründetes Kriterium, diese Leidenszustände als Krankheiten zu behandeln. Es bliebe nur ein caritatives, ein ethisches Motiv übrig. So edel das auch sein mag, wir müssten damit aus dem Gebäude der Wissenschaft ausziehen und einen Raum in einer wie immer gearteten Gemeinde beziehen.

Schauen wir aber noch einmal genauer auf die Heinz'schen Kriterien, welche die Unterschiede bei den beiden als so grundsätzlich unterschiedlich eingestuften psychischen Krankheitssorten begründen sollen.
- Objektivierbarkeit: Körperliche Krankheiten und die »psychischen Krankheiten im engeren Sinne« sind durch objektivierbare Krankheitszeichen und objektivierbare Prozesse in einem gewissen Maß erkenn- und beschreibbar. Die Herausarbeitung (man könnte auch von Herstellung oder Präparierung sprechen) von Krankheitsmerkmalen hin zu objektivierbaren Krankheitszei-

chen ist ein historisch enorm wichtiger Prozess, der Diagnostik und Krankenbehandlung weltweit revolutionierte. Aber ein annähernd gleicher »Qua-
litätsstand« des Objektivierbaren gibt es bei vielen psychischen Krankheiten
nicht, und sie wird es voraussichtlich trotz aller Fortschritte der Neuropsychologie und Hirnforschung, wie Hirnscans u. ä., nicht geben (siehe dazu
Fuchs, 2020, S 233 ff.).
Fazit: Es existieren Unterschiede der Objektivierbarkeit. Diese sind graduell,
aber nicht prinzipiell.

– Universalität: Körperliche Krankheiten und die »psychischen im engeren
   Sinne« sind prinzipiell universell, weil der menschliche Körper kultur- und
   gesellschaftsübergreifend (in weiten Bereichen zumindest) gleich funktioniert.[30] In den Bereichen, wo wir solche Universalitäten feststellen, können wir
   global Krankheiten mit den gleichen Mitteln behandeln, vorausgesetzt, die
   dafür zur Verfügung stehenden Ressourcen sind global gleich verteilt. Aber da
   fängt es schon an. Eine Krankheit und auch deren Behandlung »funktioniert«
   an anderen Stellen des Globus sehr unterschiedlich, nicht allein wegen z. B.
   finanzieller, sondern auch wegen unterschiedlicher kultureller Ressourcen.
   Die gleiche Krankheit kann zudem für das Subjekt etwas ganz Unterschied-
   liches bedeuten. Die Universalität findet ihre Grenze in der je vorfindlichen
   Gesellschaft und Kultur.

   Das Gleiche gilt für psychische Funktionen und Abläufe. Hier gibt es psychische Funktionen und Funktionsabläufe (Angst-, Stressverarbeitung, emotionaler Ausdruck etc.), denen durchaus ein universeller Charakter zugespro-
   chen werden kann. So wichtig diese für die Dynamik einzelner psychischer
   Erkrankungen sein können, sie regulieren menschliche psychische Akte nur
   auf ihrem operationalen Niveau (siehe Leont'ev, 2012). Sie können Semantik,
   Sinn und Bedeutung psychischer Erkrankungen nicht abbilden. Denn psychische Erkrankungen sind subjektiv im doppelten Sinne. Sie sind ontologisch
   im Subjekt wie auch *Ausdruck* des Subjekts und sie sind unserer Erkenntnis

---

30 Im Kern ist Universalität ein Aspekt aller objektivierbaren Erkenntnisgegenstände, denn
    »objektiv« heißt ja gerade diejenige Erkenntnis, die intersubjektiv zu den immer gleichen
    Ergebnissen kommt. Wenn wir einen Körper z. B. durch ein Mikroskop betrachten oder seine
    Temperatur messen, dann wird ein jeder Mensch unabhängig von Sprache und Kultur zum
    gleichen Ergebnis kommen, eben zu einer objektiven Erkenntnis gelangen. Die auf diese
    Weise erkennbaren Dinge nennen wir dann objektiv. Voraussetzung für das alles ist aller-
    dings die Verfügung über die Kulturtechniken des Mikroskop- und Thermometergebrauchs.
    Diese sind nun alles andere als kulturunabhängig. Genau betrachtet, kann es Objektivität nur
    innerhalb des gleichen kulturellen Rahmens geben. Objektivität ist eben nicht von Kultur und
    Gesellschaft und ihrem Entwicklungsstand unabhängig. Eine Gesellschaft, die kein Ther-
    mometer hat, kann auch keine Temperatur messen. Nicht einmal der Begriff »Temperatur«
    wird existieren. Sicher wird es ein Wort wie »Hitze« oder »heiß« geben. Aber »Hitze« ist kein
    Ergebnis einer Messung, sondern Ausdruck einer leibhaften, also subjektiven Erfahrung.

(also epistemisch) nur über individuell-subjektives Erleben beziehungsweise intersubjektives Miterleben zugänglich.

Fazit: Auch bezüglich der Universalität gibt es lediglich graduelle Unterschiede zwischen den psychischen Krankheiten im engeren und denen im weiteren Sinne, welche sich auch in ihrem Ausmaß nicht wesentlich von denen zwischen sogenannten rein körperlichen Erkrankungen unterscheiden. Beide Arten von Erkrankungen sind wesentlich auch subjektiv, sind ohne Zuhilfenahme subjektiver Erkenntnismittel weder erkennbar noch behandelbar.

- Subjektives Leid und beeinträchtigte soziale Teilhabe: Hier möchte ich Heinz zitieren: Eine Krankheit im engeren Sinne besteht bei »*Vorliegen eines ausgeprägten Leidenszustands oder einer schweren Beeinträchtigung der sozialen Teilhabe*« (Heinz, 2014). Wer *beurteilt* die Ausgeprägtheit eines Leidenszustands oder sie Schwere einer Beeinträchtigung sozialer Teilhabe? Mit objektiven Methoden allein ist das nicht zu ermitteln. Die Ermittlung eines solchen Befundes bedarf immer und unverzichtbar eines intersubjektiven Kommunikations- und Verhandlungsprozesses zwischen Ärzt:in und Patient:in. Dabei ist die Hinzuziehung objektiver Kriterien ohne Frage ein notwendiger Teil. Aber ob Kranken z. B. noch zugemutet werden kann, zur Arbeit zu gehen, wie viel Hilfe sie brauchen und welche, hängt von einer Vielzahl von situativen, sozialen, individuellen, somatischen und seelischen Faktoren ab – und natürlich auch von den Anteilen der Krankheit, die sich in objektivierbaren Krankheitszeichen zeigen. Aber sie hängt sicher nicht davon ab, ob sie eine im engeren oder weiteren Sinne definierte Krankheit ist.

Fazit: Dieses Kriterium eignet sich am allerwenigsten dazu, Unterschiede zwischen seelischen Krankheiten im engeren und denen im weiteren Sinne zu konstruieren. Im Gegenteil, wir sehen hier etwas ganz anderes: eine bestimmte Art von Universalität, einen Zusammenhang von allen Krankheiten auf der einen und Leid und Beeinträchtigung der sozialen Teilhabe auf der anderen Seite. Diesen Zusammenhängen möchte ich mich im Folgenden kurz zuwenden.

Dem Leid scheinen einige Besonderheiten eigen zu sein. Körperliche Erkrankungen erzeugen Leid wie psychische auch. Zudem sind teilweise körperliche Schmerzen wie auch seelisches Leid, neueren Forschungen zufolge, in den gleichen Hirnarealen repräsentiert (Henningsen, Gündel & Ceballos-Baumann, 2006, S. 19–21). Wie weit das für alle Schmerzen und alles Leid gilt und wie diese Zusammenhänge im Einzelnen sind, ist noch nicht im Detail erforscht. Aber über den grundlegenden Zusammenhang besteht Gewissheit. Weitergehende Forschungen legen zudem nahe, dass es bei Schimpansen wie auch bei Menschen beim Mitempfinden von Gefühlen wie eben auch beim Schmerz über die Aktivität von Spiegelneuronen es zu einer Synchronisierung der Hirnaktivitäten zwischen unmittelbar betroffenen und mit ihnen interagierenden Individuen kommt. Das bedeutet, körperliches, seelisches und damit auch soziales Leid können sowohl innerhalb des einzelnen Hirns an den gleichen Stellen Aktivität auslösen wie die Hirnaktivität unterschiedlicher Individuen synchronisieren (Spitzer, 2018, S. 71 ff.).

Dem subjektiv empfundenen Leid wohnt eine doppelte Qualität inne. Es ist in gleichem Maße leiblich als auch seelisch und es überschreitet regelhaft beim Menschen (und wahrscheinlich auch bei vielen Primaten und sozial lebenden Säugetieren) die Grenzen des einzelnen Individuums. Dass der beseelte Körper und die verkörperte Seele zwei Seiten einer Medaille sind, eine klare Grenze zwischen ihnen zwar im Kopf von René Descartes, aber nicht unbedingt in der Realität zu finden ist, sollte uns nicht mehr wundern. Aber warum leistet sich die Evolution einen scheinbar ungeheuren Luxus, nämlich den, die Wahrnehmung von Schmerz, Leid und auch vielen anderen Emotionen überindividuell zu verbreiten und damit zu synchronisieren? Darauf gibt es meines Erachtens nur eine plausible Antwort. Diese Synchronisierungen ermöglichen es sozial lebenden Tieren, inklusive uns selber, überhaupt erst zu kooperieren. Und Leid zu lindern und Krankheit zu überwinden ist eine Form von Kooperation. Jeder weiß das aus der eigenen Erfahrung: Geteiltes Leid ist halbes Leid, weil dem geteilten Leid das Versprechen innewohnt, Leid (welcher Art auch immer) kooperativ zu lindern, vielleicht sogar zu überwinden.

Die Überwindung von Krankheit und Leid erfordert Kooperation. Daher, und um Kooperation auch in anderen Bereichen zu ermöglichen, hat sich eine Synchronisierung von Emotionen evolutionär herausgebildet, schon bevor es die menschliche Form der Sprache gab. Und die Vermutung liegt nahe, umso sozial vernetzter eine Art agiert, desto stärker sind die Gehirne synchronisiert und das eben nicht nur über die für Menschen typische Verbalsprache, sondern auch über die leibhaften Formen emotionaler Kommunikation.

6.3   Isolation – der Motor des seelischen Leids

Ich habe ja bereits im Abschnitt »Exkurs: Zwei Theorien psychischer Störung als Isolationsprozess« einiges zu den Isolationstheorien von Jantzen und Schubenz ausgeführt. Ich will diese Darstellung hier noch um einige weitere Aspekte erweitern. Wird einem von Leid Betroffenen keine adäquate Hilfe und Unterstützung zuteil, beginnt ein Prozess, den Schubenz wie Jantzen als Isolationsprozess (Jantzen, 1980, S. 63 f.; 88–93) beschreiben. Dabei wird dieser Prozess nicht durch die körperliche Erkrankung bewirkt, er wird durch ihn nur angestoßen. In Gang kommt er erst durch den sozialen Ausschluss, der die Lebensmöglichkeiten des Individuums genauso bedroht, wie es die auslösende körperliche Krankheit tun kann. Isolation hat vielfältige Formen. Schon die Quarantäne ist eine, wenn auch meist mildere; Stigmatisierung, Diskriminierung sowie die vielfältigen Formen von Privilegierung und Ausschluss von Entwicklungsmöglichkeiten die gravierenderen. Viele dieser Prozesse sind nicht an Krankheiten als Auslöser gebunden. Die wohl häufigsten Auslöser für Isolationsprozesse stellen die vielfältigen sozialen Hierarchien zwischen Geschlechtern, Klassen, Ethnien und Kulturen dar. Der Prozess der Isolation beeinträchtigt zunächst nur die Möglichkeit, an der Gesellschaft teilzuhaben und sich in sie zu integrieren. Im Verlauf eines längeren Isolationsprozesses beeinträchtigt es dann auch die Fähigkeiten des Individuums zu Kooperation und gesellschaftlicher Teilhabe. Entweder sie verkümmern oder sie entwickeln sich gar nicht erst. Die Isolation als ein zunächst sozialer Prozess »im Außen« reproduziert sich »im Inneren« als Verkümmerung oder in Form von Blockaden. Herstellung und Aufrechterhaltung eines umfassenden Stoffwechsels, einer Teilhabe auf somatischer, kommunikativer und kooperativer Ebene ist aber Grundbedingung für menschliches Leben überhaupt.

Alle psychischen Störungen, ob sie nun Krankheiten im Heinz'schen Sinne oder »nur« Neurosen oder Persönlichkeitsstörungen sind, bedrohen unmittelbar die Fähigkeiten des Individuums zu Kommunikation und Kooperation, stellen letztendlich Folgewirkungen von Isolationsprozessen dar. Körperliche Krankheiten schränken die Fähigkeit zu Kooperation in der Regel auch ein. Aber wenn sich jemand ein Bein bricht, einen Herzinfarkt erleidet, eine chronische Krankheit entwickelt, so sind doch die Fähigkeiten zur Kommunikation und Kooperation nicht unmittelbar betroffen. Die Fähigkeit, sich helfen zu lassen, bleibt erhalten, sie bleibt sogar erhalten, wenn die Person einen Unfall erleidet und zeitweilig bewusstlos ist. Anders sieht es bei einer psychischen Störung aus. Hier treffen Prozesse von außen wie Stigmatisierung, Kooperationsverweigerung oder Rat- und Hilflosigkeit auf innere Prozesse (wie Verweigerung, Scham, Blockierung, fehlenden Fähigkeiten, …) und es kann zu einer gegenseitigen Eskalation kommen, einem wechselseitigen Aufschaukeln eines Isolationsprozesses. Das ist diejenige Qualität, welche die körperlichen von den psychischen Krankheiten unterscheiden. Dieses Merkmal psychischer Erkrankung machen auch Neurosen und Persönlichkeitsstörungen zu Erkrankungen, die die Lebensmöglichkeiten, ja sogar das Leben der Betroffenen in genauso gravierendem Umfang bedrohen können wie die anderen »Krankheiten in engerem Sinne« auch.

Ein weiteres Spezifikum psychischer Störungen ist ihre gegenüber z. B. körperlichen Erkrankungen ausgeprägte Abhängigkeit von kulturellen und gesellschaftlichen Bedingungen, die einen deutlich größeren Einfluss auf Auftreten und deren jeweilige Ausprägung haben. Natürlich sind die Bewertungen, Behandlungsformen und Heilungschancen körperlicher Krankheiten historisch und gesellschaftlich auch unterschiedlich. Aber ein gebrochenes Bein ist und bleibt zunächst einmal ein gebrochenes Bein und muss gemäß den je gegebenen

Möglichkeiten gleich behandelt werden. Psychische Störungen sind aber sehr viel stärker als körperliche auf den je gesellschaftlichen Kontext bezogen, denn sie stellen ja, wie oben gezeigt, direkt Störungen der Kommunikation und Kooperation dar, beziehen sich direkt auf den Stoffwechsel zwischen Individuum und Gesellschaft, sind immer direkt Störungen der kontinuierlich aufrechtzuerhaltenden Integration des Individuums, sind unmittelbarer Ausdruck von Prozessen der Isolation. Psychische Störungen sind damit in viel stärkerem Maße kultur- und gesellschaftsspezifisch.

Auf welche Weise sich ein Individuum in die gesellschaftlichen Kontexte integriert, seinen Stoffwechsel gestalten muss, ist historisch unterschiedlich. Der Mensch in feudalen Gesellschaften hat sich hierarchisch in die Familien- und Standesstrukturen einzugliedern.[31] Der Mensch der Moderne wird grandios scheitern, sollte er das versuchen. In Gesellschaften mit kapitalistischer Warenproduktion und Märkten für alle Arten von Produktion und Dienstleistungen muss sich der Mensch individuell-biografisch entwerfen, weil er anders weder an den Konsum- noch an den Arbeitsmärkten partizipieren kann. Sind moderne Subjekte, aus welchen Gründen auch immer (durch äußere Faktoren behindert oder durch fehlende Fähigkeiten), nicht in der Lage, im je gesellschaftlich normalen Maß an der sozialen Lebenswelt teilzunehmen, dann entspricht das gleichfalls einem Isolationsprozess. Die oben beschriebene unterlassene Hilfe ist ja nur eine, wenn auch für psychische Störungen sehr wichtige isolierende Bedingung, welche den Isolationsprozess in Gang setzt. Grundsätzlich lösen alle Bedingungen, die Menschen hindern, am gesellschaftlich-kulturellen Stoffwechsel teilzunehmen, Isolationsprozesse aus. Damit ist auch der moderne Mensch, trotz oder gerade wegen der historisch einmaligen Möglichkeiten, sich zu entfalten, gleichzeitig gesellschaftlichen Bedingungen unterworfen, die mit einem Zwang zur Selbstformung und -gestaltung verbunden sind, was Foucault und die zeitgenössische Soziologie in dem Begriff »Subjektivierung« fasst. Moderne Subjekte müssen in diesem Sinne eine Subjektposition einnehmen (Foucault, 1976; 1989).

Was macht dann neurotisches Leid zu dem, das die Gesellschaft trotzdem bereit ist, als Krankheit zu behandeln und damit erhebliche finanzielle Ressourcen zu dessen Behandlung bereitzustellen? Es ist der Charakter von Neurose und Persönlichkeitsstörung als einer Störung der Entwicklung/Realisierung des biografischen Selbstentwurfs, die aus der individuellen Entwicklungsgeschichte der Betroffenen herrührt. Die Fähigkeit, sich biografisch zu entwerfen, ist in

---

31 Auch in vormodernen Gesellschaften gab es natürlich Formen der Hilfe bei seelischem Leid. Diese Formen unterschieden sich je nach Form der Kultur, der je vorherrschenden Kosmologien und Weltbilder und der Ausgestaltung der gesellschaftlichen Kooperation. Aber es war in keinem Fall Psychotherapie, wie wir sie heute kennen (siehe dazu Frank, 1981, S. 82 ff.).

modernen Gesellschaften essentiell notwendig. Ohne die Fähigkeit und Gelegenheiten der Realisierung können moderne Subjekte sich nicht entwickeln, geschweige denn »gesund«[32] sein. Insofern ist es berechtigt, zur Behandlung dieser Krankheiten den Rahmen und die Ressourcen gesellschaftlich finanzierter Krankenbehandlung zu nutzen. Aber mit diesem Schritt, und ich wiederhole mich damit, wird Krankheit praktisch als ein primär soziales Phänomen in der Praxis anerkannt, auch wenn traditionell und wohl auch aus ideologischen Gründen im öffentlichen Diskurs weitgehend an der alten Vorstellung festgehalten wird.

---

32 Gesundheit hier mal sehr umfassend gedacht: »Gesundheit ist der Zustand des vollständigen körperlichen, geistigen und sozialen Wohlbefindens (engl.: well-being) und nicht nur des Freiseins von Krankheit und Gebrechen. Sich des bestmöglichen Gesundheitszustandes zu erfreuen, ist eines der Grundrechte jedes Menschen, ohne Unterschied der ethnischen Zugehörigkeit, der Religion, der politischen Überzeugung, der wirtschaftlichen oder sozialen Stellung.« Präambel der Verfassung der Weltgesundheitsorganisation WHO von 1948, nach Franzowiak und Hurrlemann, 2018. https://leitbegriffe.bzga.de/alphabetisches-verzeichnis/gesundheit/, abgerufen 16.2.2022.

7. Merkmale moderner Psychotherapie

Es geht nun um Kennzeichen und Merkmale der zeitgenössischen Psychotherapie im Unterschied zu den vormodernen Formen. Diese werden erkennbar(er) werden, wenn Psychotherapie von den sie ausübenden Praktiker:innen als eine der zentralen Subjektivierungspraxen moderner Gesellschaften begriffen wird. Unbestreitbar stellt z.B. die Pädagogik in ihren vielfältigen Formen eine der zentralen Subjektivierungspraxen moderner Gesellschaften dar. Als eine systematische, alle gesellschaftliche Klassen einschließende Subjektivierungspraxis entsteht sie (z.B. in Form der allgemeinen Schulpflicht) erst am Ende der absolutistischen Epoche und in der Umbruchphase zur bürgerlichen Gesellschaftsform. Eine Psychotherapie mit heilkundlichem Selbstverständnis grenzte sich immer gegenüber der Pädagogik ab. Und damit verstellt sie sich bis heute den Blick darauf, dass sie gleichfalls auch eine Subjektivierungspraxis ist (samt der daraus erwachsenden Konsequenzen). Der Nachweis, dass Psychotherapie essentiell eine auch pädagogische Praxis ist, öffnet die Tür, Psychotherapie als Subjektivierungspraxis begreifen zu können.

7.1 Psychotherapeutische und pädagogische Praxis

Sich gesund zu erhalten und sich auf diese Weise auch schädigenden/beeinträchtigenden Einflüssen zu erwehren, erfordert Fähigkeiten, die ein Subjekt zuvor erworben haben muss. Das bedeutet dann aber auch, dass entsprechende Hilfen zur Erhaltung und Herstellung von Gesundheit im Graubereich zwischen klassischer Heilkunde und Pädagogik liegen müssen, denn fehlende Fähigkeiten und Skills kann man nicht heilen, sie müssen von Erfahrenen gelehrt und vom Subjekt gelernt werden. Allerdings können psychische Störungen und in deren Gefolge psychische Blockaden ein solches Lernen verhindern. Um diese Störungen/Blockaden zu behandeln, muss gleichzeitig auch ein Angebot gemacht werden, grundlegende Skills zu erlernen. Hier zeigt sich: Pädagogisches und therapeutisches Handeln sind verschränkt und keine Gegensätze.

Trotzdem wird, vor allem seitens der Psychotherapie, hartnäckig eine scharfe Trennung von Pädagogik und Psychotherapie betrieben. Das zeigt auch die Geschichte des Instituts für PPT. Schubenz als sein Gründer beschreibt Psychotherapie als »eine gesellschaftliche Veranstaltung, die zwischen diesen beiden Polen von primärer Verbindung und konstruktiv gestalteten pädagogischen Angeboten in der Mitte steht« (Schubenz, 1993, S. 81). Dabei meint »primäre Verbindung« eine Bindung, für die die erste soziale Bindung zwischen Säugling und Mutter Modell steht. Ein wenig später wird er noch deutlicher, wenn er schreibt: »Die primäre Bindung ist die Urform einer pädagogischen Liebesbeziehung« (ebd., S. 83). Schubenz hat seine Therapiekonzeption in der Praxis der Kindertherapie entwickelt, weist aber immer wieder auch darauf hin, dass seine Konzeption nicht auf die Kindertherapie beschränkt ist. Das von ihm gegründete Ausbildungsinstitut trug ursprünglich folgerichtig auch den Namen »Institut für Pädagogisch Psychologische Therapie – PPT«. Der Name wurde später in »Institut für Psychologische Psychotherapie« geändert, weil ohne diese Namensänderung eine Akkreditierung als Ausbildungsinstitut im Berufsverband der Deutschen Psychologen nicht möglich gewesen wäre. Bei aller Radikalität und Grundsatztreue, die Schubenz sonst eigen war, bei aller Eigenständigkeit, die er für die psychologische Therapie vor allem auch im Gegensatz zur ärztlichen immer gefordert hat, hier ist er einen schmerzlichen Kompromiss eingegangen, um nicht von der eigenen Community der im Gesundheitssystem beheimateten Psychotherapeut:innen ausgegrenzt und isoliert zu werden. Als entscheidenden Grund für die scharfe Abgrenzung, welche Psychotherapeut:innen (besonders ihre Interessenvertreter:innen) gegenüber Pädagog:innen bis heute vollziehen, sehe ich nicht inhaltliche Aspekte, sondern vor allem das Bemühen, über diese Abgrenzung eine Distanz zu den finanziell deutlich schlechter gestellten Pädagog:innen herzustellen und so eine verbesserte Honorierung zu sichern.[33]

Auch wenn man der Schubenz'schen Argumentation, dass primäre Bindung Urform der pädagogischen und auch der therapeutischen »Liebesbeziehung« ist, nicht in jedem Aspekt folgen muss, so ist es doch bei unvoreingenommener Betrachtung kaum von der Hand zu weisen, dass in die psychotherapeutische Praxis sehr viele pädagogische Aspekte eingewoben sind. Die Verhaltenstherapie

---

33 Ich halte das auf lange Sicht für sehr problematisch, weil es auf Dauer nicht aufrechtzuerhalten ist. Bereits heute stellen die Psychotherapeut:innen die am schlechtesten bezahlte Berufsgruppe unter den Fachärzt:innen dar. Ich würde mir wünschen, unsere Berufsgruppe fände den Mut, sich in dieser Hinsicht mit den Pädagog:innen zu solidarisieren und mit ihnen gemeinsam für eine bessere Bezahlung zu streiten, statt berufsständischen Schutz bei den Ärzt:innen zu suchen, den wir auf Dauer nicht erwarten dürfen. In dem Moment, in dem es nach einer Psychotherapieausbildungsreform einen eigenständigen Beruf »Psychologischer Psychotherapeut« gibt und ärztliche Berufssozialisation nicht mehr eine gleichberechtigte Voraussetzung bildet, Psychotherapeut:in zu werden, wird die »Solidarität« der Ärzt:innen mit den Psychologischen Psychotherapeut:innen voraussichtlich ein schnelles Ende finden.

tut sich nicht so schwer, pädagogische Anteile in ihrer Arbeit als wesentlich zu erkennen, wie es z. B. die psychodynamischen Schulen tun. Denn VT erkennt und beschreibt Veränderungsprozesse vor allem als Lernprozesse und ist von daher schon seitens ihres zentralen Störungs- und Hilferationals viel näher bei der Pädagogik als die Psychodynamik. Die behavioralen Verfahren sehen das Lernen als das zentrale Entwicklungsagens an. Die jeweilige Lerngeschichte begründet die Störung und ihre Spezifik. Für die psychodynamischen Therapien stellt der Konflikt das bestimmende Entwicklungsagens dar. Die Lösung oder das Scheitern an den (kindlichen) Entwicklungskonflikten bestimmen über Wohl und Wehe, über Stabilität und Gesundheit oder (spätere) Krankheit. Die jeweilige Konfliktgeschichte begründet Störung und ihre Spezifik. Dieses zuerst im Rahmen der Psychoanalyse konzipierte Störungsrational geht im Kern davon aus, dass an Neurosen Erkrankte hauptsächlich an inneren Konflikten leiden, die gelöst (durch Erkenntnis geheilt) werden müssen, und weniger daran, dass sie eine bestimmte Fähigkeit nicht oder falsch gelernt haben. Natürlich müssen Vertreter:innen beider Behandlungsparadigmen einräumen, dass Lernen ohne Konflikte und deren Bewältigung nicht möglich ist, und auch genauso wenig eine Konfliktbewältigung ohne einen Lernprozess denkbar ist. Aber die Perspektive beider Behandlungsparadigmen auf psychische Störung bleibt unterschiedlich.

Das Auftauchen der Psychoanalyse markiert den Beginn der modernen Psychotherapie, die ja, wie oben erläutert, ihren Ausgangspunkt und ihre Voraussetzung in der geschichtlichen Konstituierung des autonomen bürgerlichen Subjekts hat. Dieses Subjekt bringt im Wesentlichen sein ökonomisches, soziales und kulturelles Kapital mit, scheitert aber unter Umständen an inneren Bedingungen, die die Psychoanalyse als innere Konflikte zwischen Trieb(en) und kulturellen Anforderungen bestimmt. Aus dieser Sicht ist es völlig verständlich und entbehrt auch nicht einer gewissen Logik, dass hier eine scharfe Trennung zwischen Psychotherapie und Pädagogik vorgenommen wird. Denn Pädagogik beschäftigt sich mit dem Vermitteln und dem Erwerb von Fähigkeiten (kulturellem Kapital). Im Selbstverständnis der Psychotherapie (die wesentlich durch die Psychoanalyse bestimmt war) ist Therapie eine Tätigkeit, die *vorhandene Fähigkeiten*, welche durch die Störung (bei Freud innere ungelöste Konflikte) blockiert sind, zur Entfaltung bringt. Dieses Moment der »Selbstentfaltung« stellt auch ein grundlegendes Konstrukt in den humanistischen Schulen (Gestalt- und Gesprächstherapie) dar.

Die Verhaltenstherapie ist später entstanden und hat sich z. B. in Deutschland erst im Laufe der 60er Jahre etabliert. Sie hat diese scharfe Trennung zwischen Psychotherapie und Pädagogik in ihrer Praxis nie in dem Maß vollzogen wie die Psychoanalyse und die mit ihr verwandten Schulen, obgleich im akademischen Betrieb der klinischen Psychologie diese Trennung weiterhin »gepflegt« wurde und wird.

Was die psychodynamische Psychotherapie betrifft, so hat sie ihr Verhältnis zu pädagogischen Zielen und Methoden gravierend korrigiert, ohne allerdings das »Unwort« Pädagogik in den Mund zu nehmen. Die OPD-2 (Arbeitskreis OPD, 2014) als ein zentrales und weltweit anerkanntes Instrument psychodynamischer Diagnostik unterscheidet in ihrem multiaxialen Diagnosesystem u. a. zwischen einer Konfliktachse und einer Strukturachse. Generell wird mittlerweile zwischen konflikthaften und strukturellen Störungen (nebst diversen Mischformen) unterschieden. Auf der Konfliktachse werden die klassischen Konflikte dargestellt, weitgehend wie in der Psychoanalyse konzipiert, in der Strukturachse das Fehlen/Vorhandensein basaler psychischer Fähigkeiten (Regulierungen der Gefühle, der Kommunikation, der Beziehung und des Selbstbezugs usw.). Diese Fähigkeiten sind, meiner Ansicht nach, basale Bestandteile dessen, was Pierre Bourdieu aus Sicht der Kultursoziologie als kulturelles Kapital bezeichnet (Bourdieu, 1982). Was an Fähigkeiten fehlt, muss gelernt werden. »Heilung« erfolgt hier durch Lernen und nicht wie bei der Konfliktlösung durch Erkenntnis. Und tatsächlich: Schauen wir uns strukturbezogene Psychotherapie nach Rudolf (2013) konkret an, dann sehen wir laufend pädagogische Prozesse, die von den Therapeut:innen initiiert werden. Denn ohne Zweifel werden Emotionsregulation, Kommunikation, Beziehungsgestaltung und Regulation der Selbstverhältnisse in der Regel in der Kinderstube gelernt. Ihr späteres »Nachlernen« bei unzureichend ausgebildeten Kompetenzen ist dann ein systematischer, professioneller und wissenschaftlich begründeter Lernprozess des Individuums oder in therapeutischen Kleingruppen, für den wir das Wort »pädagogisch« krampfhaft vermeiden. Ob diese Vermeidung sachadäquat oder Ausdruck von einem pathologischen Abwehrmechanismus ist, soll jede:r Leser:in selbst beurteilen. In der Praxis sind pädagogische Methoden mittlerweile auch in der psychodynamischen Therapie angekommen. Die in der Psychotherapie angewandten Methoden haben allerdings wenig Ähnlichkeit mit der professionellen Schulpädagogik der weiterführenden Schule. Aber sie ähneln doch sehr dem, was Eltern, KITA-Erzieher:innen und alle, die mit Kleinkindern zu tun haben, tagtäglich fast im »Nebenbei« (als professionelle Pädagog:innen und als Laien) tun. Gemeinsam mit unseren kleinen Kindern regulieren wir deren Affekte, benennen Gefühle, sorgen dafür, dass Beziehungen auch im Konfliktfall geschützt bleiben, und vieles mehr. Wir sind darin eingreifend Handelnde, viel häufiger aber, und nicht weniger wirkungsvoll, im Hintergrund präsente Rollenmodelle.

In der Aufnahme pädagogischer Methoden zeichnet sich meines Erachtens eine veränderte Subjektkonstituierung ab, deren Gestalt und Gründe weiter unten noch zu untersuchen sind. Siegfried Schubenz und in gewisser Weise auch Wolfgang Jantzen (1980) haben beide dazu beigetragen, pädagogische Methoden in die Psychotherapie zu integrieren sowie auch die Zusammenarbeit beider

Wissenschaften für neue Behandlungskonzepte psychischer Störungen zu fördern.

7.2   Psychotherapie und Selbstveränderungsziele

Kehren wir aber noch einmal zum Ursprung des modernen Konzepts psychischer Störung und der modernen Psychotherapie zurück. Zunächst einmal müssen, wie auch bei allen somatischen Behandlungen, die Kriterien der Notwendigkeit, Zweckmäßigkeit und der Wirtschaftlichkeit erfüllt sein, um eine Kostenübernahme durch die gesetzlichen Krankenversicherungen zu ermöglichen. Dann aber kommt ein weiteres Kriterium hinzu, das bei allen anderen Erkrankungen nicht erfüllt sein muss: Neben entsprechenden Symptomen und vorliegendem Leidensdruck müssen auch Selbstveränderungsziele mit den Patient:innen gefunden werden (Hohage, 2011, S. 28). Die Notwendigkeit des Findens/Erarbeitens von Selbstveränderungszielen ist ein Alleinstellungsmerkmal der Psychotherapie. Dabei gilt »[d]er Grundsatz, dass in der Richtlinien-Psychotherapie Veränderungsziele im Patienten selbst gefunden werden müssen ...« (ebd., S. 28). Hier wird der Charakter der neurotischen Störungen als Störungen des individuellen Subjektentwurfs bereits bei der Indikationsstellung deutlich, die vor Beginn einer Richtlinientherapie (also einer ambulanten Therapie zu Lasten der gesetzlichen Krankenkassen) erfolgen muss.

Eine erfolgreiche Behandlung ist eben nur möglich, wenn sich die Patient:innen auch verändern wollen und im Sinne eigener Lebensziele bei gleichzeitiger Berücksichtigung der gegebenen realen Bedingungen auch tätig werden. Das heißt nicht, dass in jedem Fall umfänglich generelle Lebensziele erörtert und eingebracht werden müssen. Bei einfacheren monosymptomatischen »Funktionsstörungen« wie z.B. Phobien ist das nicht immer erforderlich.[34] Patient:innen müssen aber auch in solchen Fällen, zumindest in Ansätzen, die eigene psychische Störung als etwas von ihnen selbst Gemachtes erkennen können. Können sie das nicht, sehen sie also die Quelle ihres seelischen Unglücks nur im Außen, werden sie keine Selbstveränderungsziele und keine Vorstellungen entwickeln können, wie sie sich selber verändern sollten und könnten. Sie können dann auch ihre jeweilige Störung nicht aktiv angehen. Wenn sie somit ihr Verhalten allein als blinde Reaktion auf Außeneinflüsse sehen, hören sie auf, Subjekte zu sein, zumindest in der Vorstellung, die sie von sich selbst haben. Sie müssen sogar gegenüber der eigenen psychischen Störung eine Subjektposition einnehmen. Es geht nach Roderich Hohage darum,

---

34 Siehe dazu die Ausführungen zur affirmativen Psychotherapie auf Seite 38.

»wie die Symptomatik vom Patienten verarbeitet wird; es geht mit anderen Worten um das Krankheitsverhalten. […] Damit wird der Patient ganz automatisch vom Symptomträger zum Handelnden, und das hat für sein Selbstbild Konsequenzen: Wer Symptome hat, ist das Opfer einer Entwicklung und muß geheilt werden. Wer Handelnder ist, hat zwangsläufig für sein Tun Verantwortung. Für die Festlegung der Störung bzw. für die Festlegung der Therapieziele scheint es mir deshalb unerläßlich, daß die Symptomebene möglichst bald verlassen und durch eine Handlungsebene ersetzt wird.« (Hohage, 2011, S. 18)

Und weiter unten noch deutlicher: »Die Symptomatik eines Patienten besteht niemals ausschließlich aus Symptomen, sondern immer auch aus Symptomverarbeitung. In letzterer liegt immer ein Handlungselement.« (ebd., S. 19).

Klassische Krankheiten (»die Krankheiten im engeren Sinne« nach Heinz) widerfahren dem Subjekt. Selbst wenn ein bestimmter Lebens- und damit Handlungsstil die Wahrscheinlichkeit des Auftretens eines solchen »Widerfahrnisses« erhöht, so ist klassische Krankheit nicht unbewusstes, geschweige denn bewusstes Scheitern eines biografischen Subjektentwurfs. Psychische Störungen, wie wir sie heute verstehen, widerfahren dem Subjekt nicht, sind nicht einfach Schicksal (das von den Göttern Geschickte), sie sind das Ergebnis eines leidvollen Scheiterns am Entwurf des eigenen Lebens oder wesentlicher Aspekte desselben meist infolge eines oben beschriebenen Isolationsprozesses. Damit können sie Resultat auch des eigenen Handelns sein und nicht allein Widerfahrnis und blindes Schicksal.[35]

Wie schon gesagt, zwingend notwendige Selbstveränderungsziele als Behandlungsvoraussetzung sind ein Alleinstellungsmerkmal der Psychotherapie. In allen anderen Bereichen der Medizin ist das nicht notwendig. Sicher ergibt sich krankheitsbedingt oft auch die Notwendigkeit, sich neue Ziele oder auch Selbstveränderungsziele zu setzen. So muss z. B. eine an Diabetes erkrankte Person ihr Leben an die Krankheit anpassen, so wie man Ziele generell an veränderte Bedingungen anpassen muss. Auch wenn Selbstveränderungsziele (z. B. ein anderes Verhältnis zum Körper und andere Ernährungsgewohnheiten) sinnvoll für Krankheitsbewältigung und ggf. sogar notwendige Bedingung für Besserung und Heilung sein können, so stellen sie doch nicht eine Voraussetzung einer Diabetes-Behandlung dar.

---

35 Eine besondere Stellung nehmen sicherlich die traumatischen Störungen ein. Der Aspekt, dass es sich bei diesen Störungen, zumindest was den Auslöser betrifft, um Widerfahrnisse, um blindes Schicksal handeln kann, entkräftet aber die Aussagen bezüglich der Neurosen nicht. Und selbst im Falle traumatischer Störungen müssen Patient:innen bereit sein, sich zu verändern und einen anderen Umgang lernen. Und dieses Lernen ist kein Coaching, kein reines Lernen neuer Skills. Patient:innen müssen auch in der Traumatherapie die Bereitschaft mitbringen, selbst tiefsitzende Bearbeitungsmuster einer Überprüfung und ggf. einer Änderung zu unterziehen.

Neurotische Symptome stören Patient:innen oder sind ihnen fremd. Gleichzeitig stellen sie Handlungen des Subjekts dar. Sie sind eine Form aktiver Tätigkeit. Dieser Doppelcharakter, einerseits Eigenhandlungen des Subjekts und gleichzeitig ihm fremd zu sein, ist typisch für neurotische Symptome. In den Symptomen Aspekte von Eigenhandlungen zu entdecken, erzeugt und konkretisiert die Selbstveränderungsziele.

Was aber tun bei Patient:innen, die Symptome haben, die sie selbst nicht als krank und damit als fremd erleben, die also ich-syntones Handeln sind? Ich-Syntonität finden wir z. B. bei Persönlichkeitsstörungen. Ein der betroffen Person nicht fremd/problematisch/symptomatisch erscheinendes Handeln möchte sie in der Regel nicht ändern. Nur die soziale Umgebung ist dann oft der Meinung, dass sie sich ändern müsse. Wenn es uns nicht gelingt, bei Patient:innen Einsicht in den Symptomcharakter ihres Handelns zu bewirken, können sie nicht im Rahmen der Richtlinientherapie behandelt werden. Wir finden hier die Umkehrung der oben formulierten Bedingung für die Indikation zur Psychotherapie. Bei neurotischen Störungen muss das Symptom(-handeln) zumindest aspekthaft als Eigen(-handeln) erkannt werden können. Bei Persönlichkeitsstörungen muss das eigene Handeln für Patient:innen hingegen als symptomatisch erkennbar und damit, wie wir sagen, Ich-dyston werden. Gelingt dies in der Vorbereitung oder zu Beginn der Therapie nicht, kann die betroffene Person nicht psychotherapeutisch behandelt werden. Dazu noch mal Hohage:

»Symptomebene und Handlungsebene stehen in den vorbereitenden Gesprächen in einem merkwürdigen Wechselverhältnis: Ich-dystone Symptomatik muß vom Patienten als Handeln anerkannt werden, das er (in begrenztem Rahmen) auch zu verantworten hat; Ich-syntones Handeln wird dagegen nicht selten zu einem Ich-dystonen Symptom. In der Tat liegt die Einsicht in der Psychotherapie oft gerade darin, daß wir bestimmte Aspekte unseres Selbst als Ich-dyston und zugleich als Ich-synton akzeptieren.« (Hohage, 2011, S. 22)[36]

---

36 Leider gibt es in der Geschichte der Psychotherapie auch eine Menge Beispiele für Fehleinschätzungen, die dadurch entstehen, dass Psychotherapeut:innen in ihrer Tendenz, Symptomen Handlungscharakter zuzuschreiben, über das Ziel hinausschießen. Zwei Beispiele dafür sind die über lange Zeit aufrechterhaltenen Einschätzungen, Multiple Sklerose oder auch bösartige Tumorerkrankungen seien als Formen autoaggressiver Immunerkrankungen seelisch bedingt. MS und Krebs und deren Symptome haben keineswegs automatisch einen Handlungscharakter! Ausgenommen natürlich die Fälle, in denen Risikoverhalten (Rauchen, Alkohol, ungesunder Lebenswandel) die Auftretenswahrscheinlichkeit einer Krankheit deutlich erhöhen. Aber es gab und gibt in unserer Zunft, und da spreche ich mich auch nicht von frei, generalisierte Vorannahmen über die psychischen Ursachen vieler Krankheiten, die nicht wirklich bewiesen sind. Die Konsiliaruntersuchung vor Beginn einer Psychotherapie soll ja die Patient:innen gerade davor schützen, dass einem scheinbar psychisch induzierten Symptom in Wirklichkeit eine somatische Erkrankung zugrunde liegt, deren Behandlung ohne diese Untersuchung unter Umständen unterbliebe.

Handlungen sind im Gegensatz zu symptomatischen Verhalten bewusst inten-
dierte Akte, für die ein Subjekt volle Verantwortung hat (erinnert sei an die
Ausführungen über die Differenz zwischen kriminellem und krankem Verhalten
im Kapitel »Psychische Krankheiten als soziale Konstrukte«). Was Hohage hier
als »*die Einsicht in der Psychotherapie [...], daß wir bestimmte Aspekte unseres
Selbst als Ich-dyston und zugleich als Ich-synton akzeptieren*« bezeichnet, ist in
meiner Terminologie nicht mehr und nicht weniger als die **Einnahme einer
Subjektposition als Patient:in in der Therapie.** In der Therapie wird im Hier und
Jetzt praktiziert und geübt, was es heißt, in der Welt eine Subjektposition ein-
zunehmen. Subjektposition heißt ja zweierlei: einem Einfluss unterworfen zu
sein (der passive Teil) und sich in der Situation einzurichten (aktiver Teil).
Therapie ist nicht selten ein schmerzhafter Prozess, weil er uns genau an die
Stellen führt, an denen ein aktiv-adaptiver (und späterhin sich als dysfunktional
herausstellender) Prozess seinen Anfang nahm, in welchem es in einer Situation
in einem Damals darum ging, Schmerz und Leid zu vermeiden. Dieser Schmerz
muss wieder erlebt und neu verarbeitet werden, um neue aktiv-adaptive Pro-
zesse/Verhaltensmuster zu kreieren.

Im Kern geht es bei der Formulierung von Therapiezielen in der Psychotherapie darum, dass sie aus freiem Willen von Patient:innen selbst formuliert oder
zumindest aus freiem Willen als ein Ergebnis des diskursiven Prozesses von
Therapeut:innen und Patient:innen von letzteren erkannt und übernommen
werden können. Der freie Wille zu einer Veränderung wiederum markiert die
Subjektposition der Patient:innen. Sie geben damit ihrem Anliegen Ausdruck,
Schöpfer:innen eines biografischen Selbstentwurfs sein zu wollen. Um Herausarbeitung und eine bessere Verwirklichung eines eigenen Selbstentwurfs geht es
in der Therapie – und nicht allein um die Reduzierung einer störenden Symptomatik.

Dieser Charakter der Psychotherapie als Hilfe zum biografischen Selbstentwurf verändert auch die Beziehung der Patient:innen zu den sie Behandelnden.
Bei der Behandlung einer somatischen Erkrankung, wie auch bei den von Andreas Heinz so bezeichneten »psychischen Krankheiten im engeren Sinne«, ist
eine Kooperation der Patient:innen nur in dem Umfang erforderlich, wie sie der
Behandlung grundsätzlich zustimmen[37] und sich des Weiteren dem vorge-
schlagenen Prozedere der ärztlichen Autorität unterwerfen. Sicher ist es gut und
erhöht deutlich die Erfolgschancen einer Behandlung, wenn Patient:innen auch
innerlich dem Vorgehen dieser Autorität zustimmen, wie das auch Placebostu-
dien zeigen (Jütte, 2019, S. 362). Zwingend erforderlich ist es allerdings nicht.
Um das hier einmal an einem Extrembeispiel zu konstruieren: Ich kann den

---

37 Abgesehen von den Zwangsbehandlung nach § 1906a BGB, den einschlägigen Paragraphen
des PsychKG der Länder und § 63 und § 64 des StGB.

Chirurgen, der mir den entzündeten Blinddarm entnimmt, für arrogant halten, und er kann umgekehrt in mir einen inkompetenten und verschrobenen Psychoklempner sehen, aber die Behandlung muss und darf das keinesfalls beeinträchtigen.

Ganz anders sind die Verhältnisse in der Psychotherapie. Hier ist eine sehr viel umfassendere Kooperation zwischen Patient:in und Behandler:in erforderlich. Der Grund dafür ist darin zu sehen, dass sich hier zwei Akteure gegenüberstehen, die als Subjekte handeln und sich wechselseitig auch als solche anerkennen müssen. Sehr eindrucksvoll wird dies durch die Veröffentlichungen von Wampold belegt (Wampold, Imel & Flückiger, 2017), in der die Wirkfaktoren untersucht wurden, die der Psychotherapie zugrunde liegen. Als wesentlicher Wirkfaktor wird hier die Therapeut:in-Klient:in-Beziehung beschrieben. Nach den Ergebnissen dieser Studie kommt diesem Faktor ein insgesamt stärkeres Gewicht zu als den schulen- oder störungsspezifischen Interventionen. *Allegiance* und *alliance* sind die beiden Stichworte, die die Spezifik der Therapeut:in-Klient:in-Beziehung umreißen. Mit *allegiance* werden gemeinsam geteilte Grundüberzeugungen bezeichnet, nämlich ein annähernd gemeinsames Störungs- sowie Hilferational. *Alliance* bezeichnet vor allem die emotional stimmige Beziehung, die »gute Chemie« der Beteiligten. Eine Psychotherapie hat demnach die beste Prognose, wenn zwischen Therapeut:in und Klient:in Übereinstimmung sowohl in den Fragen nach der Entstehung der jeweiligen Störung sowie der Form der Hilfe besteht und die Beziehung darüber hinaus von Zuwendung und Vertrauen bestimmt ist.

Den Grundüberzeugungen darüber, welche Wirkmächte psychische Entwicklung (damit auch gestörte Entwicklung) bestimmen und was hilfreich für psychische Entwicklung sein könnte, liegt ein im weitesten Sinne theoretisches Konzept, eine Vorstellung über Subjektentwicklung zugrunde. In ihrem jeweiligen biografischen Selbstentwurf folgen die Subjekte impliziten, teilweise auch explizit verbalisierten Vorstellungen darüber, was gutes Leben ist. Diese Vorstellungen sind »starke Wertungen« im Sinne Charles Taylors (1996). Diese Wertungen bezeichnen Objekte und Sachverhalte, die eine über unmittelbares Begehren oder Attraktivität hinausweisende Bedeutung haben (übergeordnete Lebensziele, ethische Grundlagen usw.). Diesen starken Wertungen müssen wir sozial Geltung verschaffen, uns also darin biografisch sozial entwerfen. Dies geschieht implizit im leibhaften Tun und explizit durch Narrative: »Da wir nicht umhinkönnen, uns nach dem Guten zu orientieren, weshalb wir unseren Standort im Verhältnis zu ihm bestimmen und dementsprechend die Richtung unseres Lebens festlegen, müssen wir das eigene Leben unbedingt in narrativer Form – als »Suche« begreifen« (ebd., S. 103). Wenn nun für Therapeut:in und Patient:in den solchermaßen geteilten Grundüberzeugungen (starken Wertungen) eine so große Bedeutung zukommt, wie das in der Therapie geschieht und die Wampold-Studie belegt, dann heißt das auch, dass beide sich in ihrem Verhältnis zueinander entwerfen. Wobei das Kunststück vollbracht werden muss, dass der explizite narrative Selbstentwurf den Patient:innen vorbehalten bleibt und die Therapeut:innen sich darauf beschränken müssen, ihre starken Wertungen implizit in ihren Haltungen und ihrem Tun auszudrücken. Genau das ist es, was Rogers unter »Kongruenz des Therapeuten« versteht.

7.3   Psychotherapie und eingeschränkte Subjektposition

Es gibt nun Patient:innen, denen eine Subjektposition nicht oder nur zu geringen Teilen zuerkannt werden kann. Ein drastisches Beispiel für einen weitgehenden Verlust der Subjektposition stellen Insassen von Gefängnissen dar. Auch ihnen wird gelegentlich Psychotherapie angeboten. Die Lösung der Frage, wie unter den Bedingungen eines Lebens unter unmittelbarem Zwang (dem Freiheitsentzug) Therapieziele erarbeitet werden können, die vom Betroffenen aus freiem Willen und innerer Überzeugung übernommen werden können, stellt ein Nadelöhr am Beginn jeder Therapie, aber oft auch späterhin, im Strafvollzug dar. An der Güte der Lösung dieser Frage entscheidet sich wie kaum etwas anderes das Zustandekommen, der Erfolg oder auch Misserfolg von Therapie. Psychotherapie im Knast stellt im engeren Sinn auch keine reine Heilbehandlung dar. Anders als andere medizinische Heilbehandlungen in den Gefängnissen ist sie in einen Vollzugsplan eingebunden und somit ein Bestandteil des Resozialisierungsauftrags, der dieser Institution neben dem der Strafe und dem der Sicherung der Gesellschaft vor dem Kriminellen von der Gesellschaft übertragen wurde.

Im Strafvollzug gibt es dann weitere »vollzugliche Maßnahmen«, die teilweise auch »Therapien« genannt werden. Obwohl die Teilnahme an allen diesen Maßnahmen der Form nach freiwillig ist, besteht doch ein inhärenter Zwang zur Teilnahme, weil damit vollzugliche Vergünstigungen bis hin zu vorzeitiger Entlassung verbunden sind. Unter dem Druck, Vergünstigungen nicht zu erhalten, ist es natürlich für Gefangene äußerst schwierig, eine Veränderungsmotivation zu entwickeln, die ihre eigene ist. Meist haben diese Maßnahmen den Charakter mehr oder minder versteckter Dressur, denen sich die Insassen um einer Vorteilerlangung willen unterwerfen. Nun ist Unterwerfung unter soziale Zwänge, Erwartungen, Hierarchien und Bedingungen eben auch ein Merkmal der Subjektposition. Um aber in der modernen Gesellschaft (außerhalb der Sphären unmittelbaren Zwangs) handlungsfähig zu sein, muss die jeweilige Person auch unter Bedingungen der Unterordnung unter Zwänge die Fähigkeit besitzen, eigene Ziele zu entwickeln, dazu objektiv genügend soziale Spielräume zur Gestaltung einer eigenen Biographie haben und nicht zuletzt diese Spielräume auch erkennen und handlungspraktisch umsetzen können. Fehlt eine dieser äußeren oder inneren Bedingungen, so wird auch nach der Entlassung nur äußerer Zwang individuell-personal oder strukturell ausgeübt, um den »Ex-Knacki« bei der Stange zu halten. Unter der Voraussetzung, dass der Gefangene unter den Bedingungen unmittelbaren Zwangs eine ausreichende Veränderungsmotivation entwickeln kann und den entsprechenden Veränderungsprozess einleitet, kann er nach der Entlassung als freies Subjekt in der modernen bürgerlichen Gesellschaft bestehen, vorausgesetzt die konkreten äußeren Bedingungen nach seiner Haftentlassung geben ihm einen ausreichenden Spielraum.

Wir sehen an diesem Beispiel sehr drastisch, dass und wie Psychotherapie unmittelbar mit inneren und äußeren Bedingungen von Subjektivierung verknüpft ist. In milderer Ausprägung finden wir aber viele Kontexte, in denen Psychotherapie mit subtilen Zwangskontexten einhergeht. Das sind Therapien, die im Zuge von Strafverfahren als Bewährungsauflage verfügt werden. Darüber hinaus werden von staatlichen und halbstaatlichen Stellen »Empfehlungen« zur Aufnahme von Psychotherapien gegeben (z. B. von Jobcentern). Diese können sachlich adäquat und sogar gut gemeint sein, sind aber häufig auch mit der Gewährung/Verweigerung bestimmter Maßnahmen verbunden und stellen somit auch Zwangskontexte dar, welche die Subjektposition als Voraussetzung zur Aufnahme von Psychotherapie massiv infrage stellen können.

Weiterhin gibt es viele Gruppen von psychisch Erkrankten, die nicht oder nur sehr eingeschränkt von Psychotherapie profitieren können. Dies sind Menschen in sozioökonomisch prekären Lebensverhältnissen wie z. B. Langzeitarbeitslose und Wohnungslose. Dazu kommen große Anteile von Einwanderern vor allem der ersten Generation aus Ländern, die noch stark durch feudale und familiäre Clanstrukturen bestimmt sind. Weiterhin juristisch desintegrierte Gruppen wie z. B. Geflüchtete ohne Bleibeperspektive. Dazu kommen all jene Patient:innen mit ausgeprägten strukturellen Störungen.[38] Darüber hinaus ist die für die ambulante Psychotherapie erforderliche Kommstruktur ein Selektionsinstrument erster Güte. Trotz der in den letzten Jahrzehnten stark erweiterten sozialen Basis des Klientels, das psychotherapeutische Leistungen in Anspruch nimmt, ist es immer noch so, dass wir in der ambulanten Psychotherapie deutlich häufiger die besser aufgestellten Patient:innen sehen (dazu weiter unten das Kapitel »Psychotherapie als Methode der Wahl«).

---

38 Patient:innen mit ausgeprägten strukturellen Störungen erleben sich der Welt gegenüber ausgeliefert, weil sie z. B. nicht die Fähigkeit haben, sich emotional zu regulieren und zu stabilisieren, sich anderen gegenüber verständlich zu machen, die Anliegen der Anderen als in deren Sicht nachvollziehbar erkennen und damit deren Handeln antizipieren zu können, auch im Konfliktfall Beziehungen schützen können etc. Das Welt- sowie das Selbstverhältnis dieser Menschen ist geprägt von einem Gefühl der Unberechenbarkeit, der Unbeeinflussbarkeit und oft auch der Feindschaft. Die aktive Seite einer Subjektposition kann so nicht erlebt werden.

An dieser Stelle könnte aber auch grundsätzlich gefragt werden: Steckt nicht in jeder »reinen« Heilbehandlung immer auch ein, wenn auch unausgesprochener und verborgener gesellschaftlicher Auftrag zu einer (Re-)Sozialisierung? Eine psychische Krankheit begrenzt ja die (Mit-)Wirkungsmöglichkeiten des Subjekts im sozialen Stoffwechsel. Es ist somit für sich selber, aber vielleicht sogar entscheidender noch für die Gesellschaft nicht so produktiv und nützlich, wie es sein könnte – aber, und darauf kommt es an, auch sein sollte! Aus diesem Zusammenhang erwächst eine weitere wichtige Frage: Ist damit nicht jede Psychotherapie, auch die »freiwillige« des »mündigen Bürgers«, eine Unterwerfung unter gesellschaftliche Erwartungen oder sogar Zwänge? Aus meiner Sicht ist Psychotherapie das auch, aber sie ist es eben nicht nur. Sie befindet sich somit in genau dem Feld von Widersprüchen, in dem all die anderen Subjektivierungspraxen (Erziehung, Bildung, Coaching, Medienkonsum, …) moderner Gesellschaften gleichfalls zuhause sind. Psychotherapie ist keine Veranstaltung, die über den Dingen steht. Sie ist Widersprüchen unterworfen, welche sie in ihren Behandlungen nicht eliminieren kann. Das wäre übermenschlich und Psychotherapeut:innen können und müssen von daher auch keine Übermenschen sein – eine vielleicht auch tröstliche Einsicht.[39]

7.4   Psychotherapie, ein Privileg moderner Gesellschaften?

Es stellt sich hier die Frage, ob Psychotherapie eine Veranstaltung ist, die es nur in modernen, nachfeudalen Gesellschaften geben kann. Das würde so gelesen werden können, dass Menschen früherer Zeiten sich nicht um das psychische Wohlergehen ihrer Mitmenschen gekümmert hätten oder hätten kümmern können. Das wird man kaum behaupten können. Also schauen wir uns einmal die Kennzeichen moderner Psychotherapie an, um im Anschluss daran Unterschiede und Gemeinsamkeiten zu früheren Formen der Sorge um die Seele ableiten zu können.

Zusammenfassend können wir feststellen, dass moderne Psychotherapie als eine soziale Praxis drei Merkmale hat:

---

39 Auch Hartmut Rosa macht den Zusammenhang von Subjektivierung und Unterwerfung auf (Rosa, 2016, S. 420), wenn er als ein wesentliches Merkmal moderner Gesellschaften ihre Beschleunigungs- und Optimierungszwänge sieht, deren Logik sich die Subjekte scheinbar »freiwillig« unterwerfen. Diese Unterwerfung vollzieht sich allerdings auf dem Hintergrund eines meist nicht offen ausgesprochenen Wissens, einer Drohung, dass bei verweigerter Teilnahme an Beschleunigung und Optimierung soziale Deklassierung, z.B. Prekariatisierung, droht. Blinde Anpassung erscheint dann quasi alternativlos zu sein. Eine aktive (Anders-)Positionierung und damit eigen-bestimmte Subjektivität wird damit unsichtbar.

1. Sie ist eine Krankenbehandlung. Das bedeutet, der zu behandelnden Person wird der Status »Patient:in« attribuiert, d. h. sie hat das Recht auf solidarische Hilfe und die Helfer:innen können auf die gesellschaftlichen Ressourcen des Gesundheitswesens zugreifen. Zu diesem Status gehört auch die Pflicht, die Hilfen anzunehmen. Sie muss sich also helfen lassen sowie die Fähigkeit dazu besitzen (wird z. B. im OPD-2 geratet unter dem Strukturmerkmal: Fähigkeit zu Bindung an äußere Objekte, Unterpunkt Hilfe annehmen).
2. Sie setzt ein Individuum voraus, das zumindest prinzipiell über wesentliche Spielräume zur Gestaltung einer eigenen Biografie verfügt.
3. Sie ist eine Behandlungsmethode, die den Betroffenen hilft, einen eigenen Biografieentwurf ideell als Narrativ und praktisch in ihrem Lebensvollzug zu realisieren. In der Vielfalt ihrer Methoden stellt sie Hilfen zur Verfügung, innere dysfunktionale Blockaden zu erkennen und zu verringern oder zu beseitigen. Diese Blockaden sind in ihrer Mehrzahl Reaktionen auf vormalige dysfunktionale soziale Beziehungen und deren verinnerlichte/verleiblichte Reproduktion. Die Beseitigung aktueller äußerer sozialer und gesellschaftlicher Hemmnisse ist nicht ihr Aufgabengebiet. Dies obliegt ggf. einer kooperativ mit Psychotherapie verknüpften sozialen Arbeit.

Dabei gilt das Charakteristikum moderner Psychotherapie als einer Hilfe zum Selbstentwurf für die Gesamtheit der psychotherapeutischen Methoden, unabhängig davon, in welchem Umfang sie sich in ihrer Arbeit mit den biografischen Aspekten der Patient:innen beschäftigen, ob sie stärker symptom- oder problemorientiert oder ob sie von humanistischen, von existentialistischen oder spirituellen Ansätzen ausgehen. Es kommt somit nicht darauf an, ob und inwieweit eine Methode oder ein psychotherapeutisches Verfahren den biografischen Selbstentwurf der Patient:innen explizit zum Thema macht. Implizit und unausgesprochen steckt es in allen Verfahren drin. Es ist konstitutives Merkmal moderner psychotherapeutischer Praxis.

Wenn wir feststellen müssen, dass Psychotherapie wesentlich auch eine Hilfe zum Entwurf und zur Umsetzung des eigenen biografischen Entwurfs darstellt, stellt sich die Frage, ob den Praktiken der Behandlungen der Seele in vormodernen Zeiten die Bezeichnung Psychotherapie zuerkannt werden kann. Eingebunden in starre familiäre, später auch ständische Ordnungen, benötigten die Individuen keinen solchen individuellen Entwurf. Im Gegenteil, ein solcher erwiese sich als hochgradig dysfunktional oder sogar als für das Individuum gefährlich.

Vor der Praxis moderner Psychotherapie gab es im europäischen Kulturraum seit dem Mittelalter priesterliche Formen der Seelsorge. Seelsorge verbindet praktischen Rat zur Linderung seelischen Leids im Sinne einer ethischen Praxis des guten und richtigen Lebens mit den jeweils gültigen gesellschaftlichen, theologischen und kosmologischen Konzepten des Christentums. Einen Weg zu finden, seelisches Leid zu lindern, indem das getan werden kann, was dem Platz in der Familie, dem gesellschaftlichen Stand, dem eigenen Ort im kosmischen Gefüge, der Stellung zu Gott entspricht, ist die Aufgabe klassischer Seelsorge. Einen im Grunde gleichen Ansatz, wenn auch nicht christlich, finden wir bei den platonischen Schriften in den sokratischen Dialogen. In ihnen ging es wesentlich auch um eine Hilfe zu einem guten Leben in Übereinstimmung mit der logischen Ordnung im Reich der Ideen, dem Jenseits, und, daraus abgeleitet, um ein Leben in Übereinstimmung mit dem Reich der Dinge, dem Diesseits.

Obwohl ich kaum Kenntnis über sich auf die Seele beziehenden Praxen hilfreicher Beeinflussung in anderen antiken oder außereuropäischen oder noch älteren Kulturen habe, kann ich mir nicht vorstellen, dass in diesen sozialen Praktiken ohne Bezugnahme auf die jeweiligen transzendenten kosmologischen Ordnungen versucht worden sein könnte, seelisches Leid zu lindern. Es ist kaum denkbar, dass ein biologisch auf keine spezifische Umwelt hin ausgerichtetes und daher seiner Orientierung beraubtes, zur Freiheit und gleichermaßen zur Weltoffenheit verdammtes Mängelwesen (Gehlen, 2014) ohne die Vorstellung einer transzendenten, sowohl das einzelne Individuum wie auch eine die Gemeinschaft übersteigende Ordnung handlungsfähig sein könnte. So scheint denn Seelsorge in allen Zeiten ein Projekt zu sein, in dem es an zentraler Stelle auch um die Wiederherstellung eines ordnenden Rahmens geht. Nicht nur die Überwindung der sozialen Isolation scheint Aufgabe der Sorge um die Seele zu sein, sondern auch die einer wie immer gearteten ideellen. Wenn das so ist, stellt sich die Frage, in welche kosmische Ordnung dann moderne Psychotherapie eingebunden sein könnte und welchen Ordnungsrahmen sie repräsentiert und damit auch, wenn erfolgreich, wiederherstellt.

Psychotherapie versteht sich gemeinhin als eine außerhalb aller kosmologischen, theologischen und transzendentalen Konzepte stehende, rein wissenschaftlich, von einigen ihrer Vertreter:innen sogar ausschließlich empirisch-wissenschaftlich begründete Praxis. Das stellt sich aber bei genauerem Hinsehen als eine grobe Selbsttäuschung heraus. Denn gerade Wissenschaft ist in der Moderne diejenige soziale Praxis, in der der Orientierungsrahmen erarbeitet wird, in dem wir uns zu uns, zu unseren Mitmenschen und der uns umgebenden Welt verhalten sollen. Wissenschaft erarbeitet und ist gleichzeitig die Kosmologie der Moderne, ihr Ordnungsrahmen. Ihr vertrauen wir, an sie glauben wir, ihr gegenüber verhalten wir uns, als wäre sie eine über uns stehende, uns übersteigende, transzendente Realität! Zugespitzt könnte man getrost formulieren: Wissenschaft ist die »Religion« der Moderne. Religionen können wir heute als Wissenssysteme verstehen, die Menschen Orientierung geben, denen sie vertrauen und denen sie sich in gewisser Weise auch unterwerfen. Davon ausgehend unterscheiden sich die verschiedenen Religionen voneinander wesentlich nur durch ihre unterschiedenen diskursiven Kulturen, in denen festgelegt wird, was Geltung beanspruchen kann und was nicht. Nun ist auch Wissenschaft (ob Natur- oder Geisteswissenschaft) im Kern ein System der Erkenntnisgewinnung unter Einhaltung festgelegter methodischer und diskursiver Regeln. Und sie hat unzweifelhaft auch die Aufgabe, uns Orientierung zu geben.

Was Wissenschaft von »den Religionen« unterscheidet, ist jedoch der Verzicht darauf, Erkenntnisse als ewig gültig zu fixieren und zu kanonisieren. Auch wenn in der breiten Öffentlichkeit das Vorurteil besteht, wissenschaftliche Erkenntnisse seien bewiesene Fakten und seien daher unumstößlich wahr, so entspricht das nicht dem wissenschaftlichen Selbstverständnis.[40] Paradigmenwechsel (Kuhn, 1976) gehören zu ihrem Wesen genauso wie der Wechsel der Perspektiven. Und gerade deshalb eignet sich die Wissenschaft vorzüglich als »Religion« für die Moderne, als Religion von Gesellschaften, die sich einem dauernden und sich immer weiter beschleunigenden Wandel und Perspektivwechsel verschrieben haben, in denen die Individuen/Subjekte mittlerweile nicht selten gezwungen sind, sich mehrfach im Leben neu zu erfinden. Und das wird nicht unbedingt als Zwang erlebt, sondern oft sogar als Befreiung gefeiert.

Unter diesem Gesichtspunkt betrachtet, stellt sich moderne Psychotherapie gegenüber ihren Vorgängern nicht als etwas ganz anderes dar. Generell und über alle sozialen und historischen Grenzen hinweg scheint seelisches Leid nur behandelbar zu sein, indem Behandlung zunächst in einer Störung ihren Anlass und Ausgangspunkt findet, diese dann aber übersteigt (transzendiert) und sie diese Störung in das die jeweilige Kultur bestimmende Konzept von Selbst- und Weltdeutung einbindet: Das ist die Psychotherapie als soziale Praxis! Das muss uns am Ende auch nicht verwundern, denn psychische Krankheiten stellen in ihrem Wesen kommunikative und kooperative Störungen des Stoffwechsels zwischen Individuum und der Kultur/der Gemeinschaft/der Welt dar. Erst dann, wenn diese Störungen, dieses Fremde, Bedrohliche und Unbekannte gesellschaftlich eingebunden wird, kann ein Prozess der Heilung beginnen! Heilung ist Integration auf stofflicher und sozialer/kommunikativer/geistiger Ebene. Das lehrten Schubenz und Jantzen.

Eine Frage bleibt dabei aber unbeantwortet: Ist Integration in die Gemeinschaft/Gesellschaft auch dann eine Heilung, wenn die Gemeinschaft/Gesellschaft selber »krank« ist (z. B. in ihrer Produktions- und Lebensweise), indem sie z. B. die Lebensgrundlagen der Spezies Mensch, die Biosphäre, selbst zerstört? Diese

---

40 Für breite Schichten der Bevölkerung hat Wissenschaft einen quasi religiösen Charakter. Das zeigte sich in dramatischer Weise in der Corona-Pandemie, in welcher Streit zwischen Wissenschaftler:innen, Vorläufigkeit wissenschaftlicher Expertise, wiederholte Fehlerkorrekturen an der Tagesordnung waren. Das führte dann bei vielen zuvor »Wissenschaftsgläubigen« dazu, dass sie den »Glauben« an die Wissenschaft verloren und zum Teil dann auch »konvertierten«, z. B. zu den sogenannten Querdenkern.

Frage müssen wir stellen. Und wir müssen sie beantworten. Aber nicht in erster Linie als Psychotherapeut:innen, sondern als das, was wir vor allem anderen immer schon sind: als soziale Wesen, als Zoon Politikon, wie sie diese als einer der ersten Aristoteles in seiner Schrift »Politik« beschrieb.

8. Die Ausweitung psychotherapeutischer Praxis

Seit den Gründungsjahrzehnten moderner Psychotherapie um die Jahrhundertwende vom 19. zum 20. Jahrhundert hat sich die Zahl der Patient:innen, die sich wenigstens einmal in ihrem Leben einer Psychotherapie unterzogen haben, enorm vergrößert.

In den letzten 20 Jahren haben die Krankheitsfälle und die Ausfalltage aufgrund psychischer Erkrankungen laut des »DAK-Psychoreports 2020« dramatisch zugenommen. »Von 2000 bis 2019 gab es bei den Fehltagen aufgrund von psychischen Erkrankungen insgesamt einen Anstieg um 137 Prozent«.[41] Gleichzeitig verschob sich das Krankheitsspektrum in diesem Zeitraum »zugunsten« psychischer Erkrankungen. Bei Erkrankungen des Herz-Kreislaufsystems kam es zu einem Rückgang der Fehltage je 100 Versichertenjahre um 32 Tage, während der Wert für psychische Erkrankungen um 150 Tage anstieg!

Fraglich ist, ob das als Beleg für eine psychisch kränker werdende Gesellschaft gesehen werden kann bzw. ob es Ausdruck einer Zunahme psychischen Leids ist. Genauso gut kann es sein, dass ein verändertes Bewusstsein breiter Bevölkerungsschichten gegenüber psychischen Krankheiten, wie z.B. geringere Stigmatisierung, der Grund für die vermehrte Inanspruchnahme psychotherapeutischer Gesundheitsdienstleistungen ist. Insgesamt kann man eine tiefgreifende Veränderung der Haltung gegenüber Psychologie und Psychotherapie konstatieren, die von Eva Illouz zunächst für die USA beschrieben worden ist, die nach dem Zweiten Weltkrieg aber auch in Westeuropa stattgefunden hat (Illouz, 2011). Es ist dabei allerdings kaum vorstellbar, dass die Ärzt:innen oder Psychotherapeut:innen diesen Kulturwandel aus eigener Kraft herbeigeführt haben. Sie hatten und haben daran sicher einen gewichtigen Anteil. Die Ursache dieses Prozesses ist in gesellschaftlichen Veränderungen begründet, die angefangen von der Sphäre der Produktion bis hin in die familiären Beziehungen einen tief-

---

41 DAK-Psychoreport 2020, https://www.dak.de/dak/bundesthemen/dak-psychoreport-2020-2335930.html#/, abgerufen am 16.2.2022.

greifenden Wandel der zwischenmenschlichen Beziehungen und der Konstruktion des Selbst der Subjekte bewirkt haben.

Die Psychotherapeut:innen haben diesen Wandel natürlich mit den Mitteln ihres Fachs ausgestaltet und geformt und tun es noch, und darin liegt auch ihr Anteil an dem Kulturwandel der modernen Subjektivität. Mit den Mitteln ihres Fachs bedeutet dann durch Veränderung, Erweiterung und Differenzierung der Diagnostik, der Ausgestaltung und Erweiterung der Indikationsstellungen sowie der Entwicklung psychotherapeutischer Methoden. Nicht zu unterschätzen ist dabei auch die Tatsache, dass Psycholog:innen und Psychotherapeut:innen in den letzten Jahrzehnten immer häufiger in der Öffentlichkeit, in Zeitungen, Funk und Fernsehen, Ratgeberliteratur etc. als Fachleute präsentiert wurden und sich selbst als solche ins Rampenlicht brachten (Illouz, 2011).

Die Mengenausweitung psychotherapeutischer Therapien kann dabei an mehreren Stellschrauben reguliert werden. Da wäre zunächst die Ausweitung der Vergabe psychischer Diagnosen.

1. kann sich die Anzahl der verschiedenen Diagnosen erhöhen. Das heißt mehr unterschiedliche Krankheitsbilder/Problemfelder/Leidenszustände werden im Diagnosesystem abgebildet. Dabei werden nicht allein alte Störungsbilder ausdifferenziert, sondern neue kommen hinzu. Dies führt dann zu einer Erweiterung der gesundheitlichen Versorgung und damit zu einem Mengenwachstum psychotherapeutischer Praxis.
2. können einzelne Diagnosen selbst häufiger vergeben werden. Das entspräche dann einer »epidemischen« Ausweitung. Eine Krankheit/Problem/Leidenszustand wird häufiger erkannt.
3. kann eine Erweiterung der Indikationen für Psychotherapie für Mengenwachstum verantwortlich sein. Das ist z. B. dann der Fall, wenn zuvor als rein somatisch erkannte und behandelte Krankheiten zunehmend erst psychotherapeutisch mitbehandelt und allmählich vollständig als psychische Krankheiten diagnostiziert werden und damit, ganz oder teilweise, im Bereich der psychischen Diagnosen gelistet werden (F00-F99, ICD) und infolge dessen unter die Definitionshoheit der Psychotherapeut:innen geraten, ein Schicksal, welches die somatoformen Störungen erfahren haben.
4. kann auch die Verbreiterung der sozialen Basis der Patient:innen, die Psychotherapie in Anspruch nehmen, ein Grund für das Mengenwachstum kultureller Praktiken von Psychotherapie sein. Letzteres ist dann der Prozess, an dem der kulturelle Wandel am deutlichsten zutage tritt.

Im Folgenden soll das ein wenig eingehender untersucht werden.

8.1 Diagnosenvielfalt

Die Anzahl psychischer Diagnosen wächst stetig. So hat sich die Anzahl der Diagnosen psychischer Erkrankungen von 26 im ersten von der WHO herausgegebenen diagnostischen Manual von 1948, dem ICD-6, auf weit über 400 im ICD-10 erhöht. Ein guter Teil dieser Diagnosen stellt allerdings lediglich Differenzierungen von aus heutiger Sicht generellen Diagnosen dar. So hat sich die Diagnose Melancholie/Depression nach dem ICD-10 in 17 Diagnosen ausdifferenziert (dabei Bipolarität noch ausgenommen). Trotzdem sind in erheblichen Maß neue, früher nicht diagnostizierte Störungen in den ICD-10 aufgenommen worden, so dass in der Masse heute sehr viel mehr normabweichende psychische Phänomene den Status von psychischen Störungen attribuiert bekommen als noch vor 70 Jahren. Aus dieser Entwicklung ergibt sich fast zwangsläufig die auch in der breiten Öffentlichkeit diskutierte Frage, ob die neuen Diagnosen »Entdeckungen« seit langem existierender oder erst jetzt neu aufgetretener Krankheiten sind. Sind neue Diagnosen und Krankheiten Resultat wissenschaftlichen Fortschritts, in dem Sinne, dass alte, zuvor unerkannte Probleme nun in den Blick genommen und behandelt werden können, oder deutet die Zunahme der Diagnosen auf neue Phänomene hin, werden wir also von neuen Krankheiten bedroht, sind womöglich kränker als früher?

Aus der Tatsache der Differenzierung, der Vermehrung und dem Entstehen neuer Diagnosen kann nicht auf eine allgemeine Vermehrung psychischer Störungen oder Vergrößerung psychischen Leids geschlossen werden. Eine genauere Erfassung und Beschreibung seelischen Leids erhöht ja nicht dessen Ausmaß. Es kann aber dazu führen, dass Leid sichtbarer wird. Wenn es sichtbarer wird, dann wird es gleichzeitig kommunizierbarer, und dann kann aus zuvor unsichtbarem Leid ein Problem erschaffen werden, welches einer kooperativen Praxis, hier wäre das eine psychotherapeutische Behandlung, zugeführt werden kann. Hier fungiert die Psychotherapie als Problemproduzent. Das kann dann auch zu einer quantitativen Ausweitung psychotherapeutischer Behandlungspraxis führen. Auch die Schaffung von somatoformen Diagnosen führt zu einer »Wanderung« von Behandlungen und Patient:innen hin in das psychotherapeutische Praxisfeld.

Aber nicht allein Differenzierungen und Umstrukturierungen innerhalb des medizinisch-psychotherapeutischen Praxisfeldes führen zu einer Erweiterung psychotherapeutischer Behandlungen. Diese sind aus meiner Sicht eher ein Epiphänomen dahinter liegender gesellschaftlicher Entwicklungen, die, wie oben beschrieben, den Zwang zum biografischen Selbstentwurf zur Folge hatten. Bisher habe ich eher pauschal von der Moderne oder der bürgerlichen Gesellschaft gesprochen. Die »Moderne« ist aber gerade eine sich sehr schnell und tiefgreifend wandelnde Gesellschaftsformation. Die heutige postindustrielle oder postmoderne Moderne zeichnet sich u. a. durch starke Tendenzen zur Individualisierung der Subjekte aus. Subjekte müssen sich in einer zunehmend spezifischeren, immer einmaligeren Weise entwerfen und präsentieren, um im sozialen Raum überhaupt wahrgenommen und in der Kooperation mit den Anderen existieren zu können. Dieser Entwurf betrifft das ganze Subjekt und seine Lebenswelt, sein Selbst, seinen Körper, die Gestaltung privater und beruflicher Sphäre, die Freizeit, die Familie, die Pflege der Freundschaften und Beziehungen im Analogen wie im Digitalen. Andreas Reckwitz beschreibt einen Kultur- und Strukturwandel der postmodernen Gesellschaft, einsetzend in den 60er Jahren des vorigen Jahrhunderts, in welchem Subjekte einen zunehmend individuellen Lebensstil pflegen müssen, einen Prozess, den er als Singularisierung bezeichnet. Über die Risiken dieses neuen Lebensstils schreibt er zusammenfassend:

> »Der singularistische Lebensstil mit seinem Modell der erfolgreichen Selbstverwirklichung potenziert nicht nur neue Chancen auf hohe Befriedigung, sondern gleichzeitig vielfältige Enttäuschungen, für deren Bewältigung er zudem kaum kulturelle Mittel an die Hand gibt. Zugespitzt formuliert: In der Kultur der Spätmoderne kann man, was den empfundenen Lebenserfolg angeht, besonders hoch steigen – höher als in der nivellierten Mittelstandsgesellschaft – und umgekehrt besonders tief fallen, das heißt subjektiv ›versagen‹.« (Reckwitz, 2019, S. 349)

Das zunehmende Versagen an dem, was ich als biografischen Selbstentwurf bezeichne, schafft Leid und Bedarfe, die durch unterschiedliche Dienstleistungen bedient werden, zum Teil aber auch erst den Anlass boten, diese neuen Dienstleistungen zu entwickeln. Es sind dies neben der Psychotherapie vor allem die unterschiedlichen Formen des Coachings, individualisierte Bildungsangebote und psychologische Beratung, aber auch viele andere Formen körperlicher oder seelischer Selbstertüchtigung oder auch Selbstoptimierung. Foucault fasst diese Praktiken unter Begriffen wie »Technologien des Selbst«, »Selbstsorge« und »Selbstpraktiken« (Foucault, 1989). Diese neuen Bedarfe schufen und schaffen Anreize zur »Erfindung« neuer Dienstleistungen und Institutionen (z. B. Sportstudios, Wellness, neue kulturelle Praktiken der Gestaltung von Freizeitaktivitäten, …).

Die von Reckwitz beschriebenen Entwicklungen der Notwendigkeit von »Selbstverwirklichung« und der Enttäuschungen an deren Erfüllbarkeit aufgrund auch des Fehlens entsprechender Praktiken erzeugen bei den betreffenden Individuen ein Gefühl subjektiver Mangelhaftigkeit. Dieser empfundene Mangel bildet auch einen Anreiz zur Schaffung neuer oder auch differenzierter Diagnosen, die dann wiederum zur Konsolidierung eines Trends der Ausweitung kultureller und professioneller Praxis von Psychotherapie beitragen können[42].

---

42 Beispiele für neue Diagnosen, die derzeit um den Einzug in die Diagnosesysteme »kämpfen«: »Burnout«, Verbitterungsstörung, Spielsucht, Zwanghaftes Sexualverhalten etc. Siehe auch:

Wenn wir uns die Entwicklung der letzten 40 Jahre anschauen, dann spricht einiges für diese These. Reckwitz benennt die 60er Jahre des 20. Jahrhunderts als den Zeitraum, in welchem der Umschlag von der industriellen oder auch, wie er schreibt, organisierten Moderne zur Postmoderne, zur Gesellschaft der Singularitäten vollzog. In genau dieser Zeit (1967) wurde Psychotherapie als Kassenleistung etabliert. Damit wurde Psychotherapie, wie wir heute sagen würden, systemrelevant.

8.2 Vergabehäufigkeit der Diagnose psychischer Störungen

Diagnosen psychischer Störungen werden nach übereinstimmenden Mitteilungen verschiedener Krankenkassen[43] zunehmend häufiger vergeben. Dabei wird nicht unterschieden, ob es sich um neu hinzu gekommene oder Differenzierungen alter Diagnosen handelt, das Resultat ist eine Zunahme der Krankheits- und Behandlungsfälle und damit einhergehend auch im ambulanten Bereich eine Zunahme psychotherapeutischer Dienste und damit verbundener Kosten.

Weiterhin werden heute mehr Krankheiten als psychische Störungen diagnostiziert. So werden z. B. viele körperliche Symptome, die früher nur als somatische Symptome diagnostiziert und vielleicht vom Hausarzt/der Hausärztin behandelt wurden, heute als Begleitsymptome, z. B. der Depression gewertet (Beispiel: Schlafstörungen).

Weiterhin hat es in den letzten 50 Jahren gravierende Veränderungen in der Arbeitswelt gegeben. Der Umfang und die Schwere körperlicher Arbeit und damit auch die körperliche Beanspruchung der Arbeitsbevölkerung haben abgenommen. Damit auch die daraus folgenden körperlichen Erkrankungen. In ihrer Häufigkeit haben allerdings Haltungsschäden zugenommen. Zunehmende sitzende Bürotätigkeit ist der Grund dafür. In gleicher Weise wird gestiegener Stress durch die Intensivierung der Arbeit in klassischen industriellen Arbeitsprozessen sowie durch die Entwicklungen in der Datenverarbeitung, der Nutzung neuer Medien und des Internets verantwortlich für die Zunahme psychischer Störungen gemacht.

Nicht zuletzt stellen die Veränderung in Gesellschaft und Arbeitswelt bezüglich geforderter Kooperationsfähigkeit, Teamorientierung, Entwicklung stärkerer Eigenmotivation und Selbstorganisation die Subjekte vor die Aufgabe, in einem Ausmaß Flexibilität, Lernwillen und soziale Skills zu entwickeln, die sie

---

https://www.aerztezeitung.de/Medizin/Das-sind-die-neuen-Krankheiten-im-ICD-11-255 342.html, abgerufen am 16. 2. 2022.

43 Die jährlichen Reports der DAK (DAK-Gesundheitsreport 2020), der TK (TK-Gesundheitsreport 2018, 2019, 2020) und der BEK (Barmer Arztreport). (Quellen in der Literaturliste)

überfordern können und damit zu Prozessen der Isolation, d.h. eben auch zu vermehrten psychischen Störungen führen. So wird in der von der Deutschen Gesellschaft für Systemische Therapie, Beratung und Familientherapie e. V. herausgegebenen Zeitschrift Kontext in einem Artikel von Franz-Christian Schubert mit dem Titel »Moderne Arbeitswelt und psychische Gesundheit« einleitend folgende Feststellung getroffen:

> »Innerhalb der vergangenen beiden Jahrzehnte wird eine massive Zunahme von Arbeitsunfähigkeit und von Frühverrentung aufgrund psychischer Erkrankungen verzeichnet. Ein hohes Verursachungspotenzial wird dabei dem gesellschaftlichen Strukturwandel und der globalisierten Ökonomisierung und dem damit gekoppelten Wandel der Arbeitswelt zugeschrieben.« (Schubert, 2016, S. 240 ff.)

Im Abschnitt »Arbeitsweltliche Erklärungsebene: Neue Arbeitsformen und Anforderungen« kommt er zu folgender abschließender Bewertung:

> »Flexibilität, Selbstkompetenz und Zeitkultur, die Vermarktung des eigenen Arbeitsvermögens und strategisch gehandhabter Einsatz von Privatzeit oder Familienzeit, werden zu einer neuen Arbeits- und Lebenskunst. Wer diese ›modernen Kompetenzen‹ nicht hat, ist nicht nur erwerbsmäßig sondern auch gesundheitlich gefährdet.« (Ebd.)

Abschließend können wir feststellen, dass es unterschiedliche Gründe für die Zunahme psychischer Diagnosen gibt. Deutlich wird aber auch, dass der gesellschaftliche Wandel in der Lebenswelt der Subjekte die maßgebliche Einflussgröße darstellt.

8.3   Psychotherapie als Methode der Wahl

Bei immer mehr psychischen Störungen kommt Psychotherapie zur Anwendung. Dies stellt eine erfreuliche Entwicklung dar, wenn man sich vor Augen führt, dass sich die Therapie psychischer Störungen, so man sie nicht mehr ignorieren konnte, vor 100 Jahren noch ganz überwiegend in der Anwendung von Zwangsmitteln bestand. Die Psychoanalyse als eine der ersten Psychotherapien setzte sich in der Breite allerdings erst nach dem zweiten Weltkrieg in der Behandlung psychischer Störungen durch. Heute haben wir die Situation, dass Pharmako- und Psychotherapie die hegemonialen Behandlungskonzepte darstellen. Diese liefern sich einen harten gesellschaftlichen Konkurrenzkampf um die Marktanteile in der Behandlung psychischer Störungen. Diese Konkurrenz besteht unabhängig davon, dass viele Leitlinien (beispielhaft sei hier die für die

Depression genannt[44]) kombinierte Behandlungen auf Grund evidenzbasierter Studienlage empfehlen.

Gesellschaftlich entwickelt sich ein Kampf um die Deutungshoheit über Ursache und Behandlung psychischer Störungen verbunden mit dem Streben nach Anerkennung und den damit verbundenen Machtpositionen. Dabei vertritt die pharmakologische Industrie stärker Störungs- und Behandlungsrationale, welche die Subjektposition der Patient:innen infrage stellen, diese damit aber auch subjektiv entlasten, während die Psychotherapie zwar die Subjektposition der Patient:innen fordert und bejaht, ihnen damit aber auch eine Last aufbürdet. Das ist nicht unproblematisch, denn Psychotherapie kann noch lange nicht jedem psychisch Erkrankten eine angemessene Hilfe anbieten und lässt damit viele Betroffene allein. Dass Psychotherapie nicht allen Hilfe anbieten kann, liegt nun nicht allein an zu wenigen Kassensitzen, sondern in mindestens gleichem Maße auch daran, dass sie sich fachlich und von ihren Versorgungsstrukturen (ambulant und stationär) dieser Aufgabe noch lange nicht gewachsen zeigt.

Dies zeigt sich immer noch sehr drastisch im Verhältnis von sozialer Situation in einer Region und der Anzahl der Psychotherapeutensitze. Hier habe ich als Beispiel einmal die Anzahl der in einem Berliner Bezirk lebenden Unterstützungsbedürftigen, den »Armen«, der Anzahl der Kassensitze gegenübergestellt.

Berliner Bezirk	Hilfe zum Lebensunterhalt je 10.000 Einwohner[45]	Einwohner pro Psychotherapeutensitz[46]
Lichtenberg	147,9	3030,66
Steglitz-Zehlendorf	39,8	1179,7

Die Gegenüberstellung zeigt, dass ein Bezirk wie Lichtenberg durch Armut mehr als dreifach stärker belastet ist als das vergleichbar reiche Steglitz. Dem gegenüber verhält sich die psychotherapeutische Versorgung fast genau umgekehrt. Lichtenberg verfügt pro Einwohner nur etwa über ein Drittel der Kassensitze von Steglitz. Wie groß die Chancen für einen Empfänger von ALG II in Lichtenberg sind, einen Platz in ambulanter Psychotherapie zu bekommen, kann man sich anhand dieser Zahlen leicht ausrechnen. Trotz allem, angesichts der Tatsache, dass es für gesetzlich Versicherte vor der Einführung der Psychotherapie-Richtlinie im Jahr 1967 überhaupt keine allgemein geregelte psychotherapeutische Versorgung gab, bilden die Zahlen einen gesellschaftlichen Fortschritt ab.

---

44 S3-Leitlinie/NVL Unipolare Depression. https://www.awmf.org/leitlinien/detail/ll/nvl-005. html, abgerufen am 16. 2. 2022.

45 https://www.statistik-berlin-brandenburg.de/regionalstatistiken/r-gesamt_neu.asp?Ptyp=41 0&Sageb=22001&creg=BBB&anzwer=5, abgerufen am 24. 01. 2019.

46 https://www.kvberlin.de/20praxis/10zulassung/55bedarfsplan/loi_fortschreibung_190101.p df, abgerufen am 24. 01. 2019.

Unter dem Strich können wir feststellen, dass Psychotherapie immer häufiger die Methode der Wahl ist, ein Trend, der auf absehbare Zeit wohl noch weiter anhalten wird (siehe weiter unten).

8.4   Verbreiterung der sozialen Basis psychotherapeutischer Praxis

Trotz der noch unzureichenden Versorgung »ärmerer« Bevölkerungsschichten zeigt sich seit Jahrzehnten ein Trend: Die soziale Basis der Patient:innen, die vor 120 Jahren fast nur aus bürgerlichem und betuchtem Publikum bestand, hat sich stark in Richtung Integration von Mittel- und Unterschichten verbreitert.

Wenn meine These richtig ist, dass Psychotherapie als eine Behandlung seelischen Leids durch Interaktion mit Therapeut:innen immer auch eine Hilfe zur Realisierung des eigenen biografischen Selbstentwurfs ist, ja häufig seelisches Leid ausschließlich durch diese Hilfestellung behandelt werden kann, dann müsste die größere Inanspruchnahme von Psychotherapie auch ein Indiz dafür sein, dass heute mehr Individuen als vor z. B. 100 Jahren ihre Biografie individuell entwerfen können oder auch müssen. Und tatsächlich hat dieser Prozess sehr umfassend, mittlerweile fast alle Lebensbereiche einschließend, stattgefunden und setzt sich mit unverminderter Geschwindigkeit fort.

Mit dem in dieser Hinsicht angemessenen Sarkasmus kann man getrost formulieren, dass mit der Einführung der Ich-AG im Jahre 2003 ein neues »goldenes Zeitalter« für Arbeitslose eingetreten ist. In diesem bildet für die meisten der von dieser Maßnahme betroffenen Ich-AG-ler:innen der »Existenzgründungszuschuss« lediglich den staatlichen Startschuss für ein selbständig selbstbestimmtes Leben am Rande der Gesellschaft. Wahrlich, ein Höhepunkt innovativer neoliberaler Subjektkonstruktion!

Ich will das an zwei weiteren Lebensbereichen illustrieren. Nehmen wir beispielhaft einen männlichen Arbeiter vor 100 Jahren: Dieser konnte bestenfalls bestimmen, in welchem Unternehmen und in welchem Ort er arbeiten wollte. Aber die strengen Hierarchien sowie die mit der fordistischen Industrieproduktion verbundene rigide Fesselung an einen relativ unflexiblen Produktionsprozess ließen nur wenig Spielräume eigenmotivierten Handelns zu. Im Gefolge veränderter Produktionsprozesse, der langen Konjunktur nach dem Zweiten Weltkrieg, der damit realistisch erscheinenden Aufstiegsperspektiven auch unterer Bevölkerungsschichten, der Bildungsoffensive, des Kampfes um Humanisierung der Arbeitswelt seitens der Lohnabhängigen, der Förderung von Flexibilisierung, Teamworking und Eigeninitiative seitens der Unternehmer hat sich die Arbeitswelt grundlegend verändert. Sie erfordert heute kognitive, soziale, selbst-organisatorische und (eigen-)motivationale Kompetenzen in einem Ausmaß, das vor 100 Jahren nicht vorstellbar war.

Das Gleiche gilt für die zu großen Teilen auch sich immer noch deutlich von Männern unterscheidenden Lebenswelten von Frauen. Es gab für die Frau vor 100 Jahren lediglich eine einzige Perspektive für ein erfolgreich erscheinendes Leben, nämlich Hausfrau und Mutter zu sein. Die Emanzipationsbewegung der Frauen, ihre verbesserte Bildung, die technischen Veränderungen im Haushalt sowie die gesellschaftlichen Veränderungen (vor allem der gravierende Funktionsverlust der Familien) haben den sozialen und beruflichen Bewegungsspielraum und damit auch die Notwendigkeit, ihn zu gestalten, enorm erweitert. Damit vergrößert sich allerdings auch die Notwendigkeit, diesen Raum zu füllen, indem die entsprechenden Kompetenzen entwickelt und das eigene Leben immer komplexer organisiert werden muss.

Für den zur Arbeiterklasse gehörenden Menschen vor 100 Jahren machte es wenig Sinn, sich einer Psychotherapie zu unterziehen. Eine Behandlung psychischer Blockaden zur Verbesserung der individuellen Handlungskompetenzen ist der Mühe nur wert, wenn der Betreffende auch in seinem sozialen Raum die objektiven Handlungsmöglichkeiten hat, diese Kompetenzen umzusetzen. Aber genau das hat sich verändert. Ein erfolgreiches Arbeiterleben ist nicht mehr eines, an dessen Ende man nach 50 Jahren der Betriebszugehörigkeit vom Chef die goldene Uhr ums Handgelenk gebunden bekommt, sondern eines mit zwei, vielleicht drei Berufswechseln und noch viel mehr Unternehmens- und Ortsveränderungen – mit allen damit auch psychisch verbundenen Irritationen und Risiken. Und eine Frau kann sich auch nicht mehr sicher sein, gegen Ende ihres Lebens als Mutter und Großmutter in genau dem Raum sozial bezogen leben zu können, den sie über 50 Jahre geprägt hat, wenn ihre Tochter mittlerweile in Toronto lebt und der Sohn mit seiner dritten Lebensabschnittspartnerin ein Startup gegründet hat, in welchem er 6 von 7 Nächten übernachtet. Sie wird gut daran tun, sich, wie ihr Mann, vielfältig zu orientieren und sich in verschiedene Richtungen hin zu entwickeln, und die meisten tun es auch, aber eben auch mit den damit verbundenen psychischen Irritationen und Risiken. Wen wundert es da, wenn Psychotherapie boomt?

Dieses illustriert auch eine vom Robert Koch-Institut 2015 veröffentlichte Studie zur Gesundheit Erwachsener in Deutschland. In dem Kapitel »Psychische Gesundheit in der Bevölkerung. Aktuelle Daten und Hintergründe« (Ulfert, 2015) werden als gesellschaftliche Hintergrundprozesse für den Anstieg psychischer Störungen in den Diagnosestatistiken die Veränderungen:
- in der Industrie-, Dienstleistungs- und Wissensgesellschaft,
- wichtiger werdende mentale (kognitive und emotionale) Leistungsfähigkeit,
- stetiger Wandel der Arbeits- und Sozialwelt,
- lebenslanges Lernen und soziale, kommunikative und emotionale Adaptationsprozesse genannt.

8.5 Änderungen in der psychotherapeutischen Behandlungspraxis

Die aus meiner Sicht wichtigste Ursache für das Wachstum psychotherapeutischer Praxis bilden die bereits oben umrissenen gesellschaftlichen Veränderungen, die zu einer Erweiterung der sozialen Basis der von Psychotherapie profitierenden Bevölkerungsschichten führten. Die Einbeziehung neuer Bevölkerungsschichten öffnete den Blick auf neue Problemstellungen, für die praktische Antworten gefunden werden mussten. Wir erleben in den letzten Jahrzehnten eine wahre Flut neuer therapeutischer Techniken und Methoden, die zunächst auf den Märkten der Fortbildung um Aufmerksamkeit konkurrieren und später, soweit in der Therapeuten-Community ausreichend verbreitet, auch um die sozialrechtliche Anerkennung kämpfen. Im Gefolge der Entwicklung neuer Praktiken, neuer therapeutischer Methoden mussten auch die Diagnosen angepasst und erweitert werden. Welche inhaltlichen Veränderungen in der Arbeit der Psychotherapeut:innen dies zur Folge hatte, soll im Folgenden genauer nachgezeichnet werden.

Exkurs – Psychotherapie und Sozialkapital

Krankheit, somatisch oder psychisch, wird hier, wie oben bereits mehrfach dargelegt, als eine Störung des Stoffwechsels zwischen Subjekt/Individuum und der gegenständlichen wie auch sozialen Umwelt, der Natur und den anderen Subjekten/Individuen verstanden. Psychologische Theorien fokussieren bei der Untersuchung des Stoffwechsels fast ausschließlich auf die individuelle Handlungsebene (motivational, kognitiv und emotional) sowie die zwischenmenschlichen Mikroebenen. Da wir bei der Beschreibung unseres Gegenstandes der Psychotherapie als einer sozialen Praxis von gesellschaftlichen Prozessen ausgehen müssen, hilft uns die Psychologie hier kaum weiter. Diese untersucht die Phänomene in Form einer Bottom-up-Strategie (wenn man einmal das Individuum als Bottom aller Psychologie ansehen will). Die Untersuchung dieses Stoffwechsels und seiner verschiedenen Formen ist aber auch Gegenstand der Soziologie. Hier entfaltet sich die Perspektive einer Top-down-Strategie. Bezüglich der Untersuchung von Prozessen gesellschaftlichen Stoffwechsels zwischen Individuen hat sich vor allem Pierre Bourdieu in seinem Werk »Die feinen Unterschiede« einen Namen gemacht, auf dessen Theorie ich mich hier daher beziehe. Bourdieu ist Kultursoziologe. Gegenstand dieser Sparte der Soziologie ist u. a. das Alltagshandeln der Subjekte in ihren jeweiligen sozialen Kontexten und daher ist der kultursoziologische Blick geeignet, die gesellschaftlichen

Entwicklungen in der Veränderung der Lebenswelten und ihre Wirkungen auf die Subjekte zu beschreiben.

Ein zentraler Begriff bei Bourdieu ist der des Kapitals. Diesen reduziert er nicht auf die Geldform, sondern definiert »Kapital« als die Gesamtheit der Ressourcen, die Menschen für die Durchsetzung ihrer Ziele zur Verfügung stehen. Kapital ist der Begriff für die Voraussetzungen, die ein Subjekt mitbringen muss, um im »sozialen Raum« seinen Interessen Geltung zu verschaffen, also sozial zu existieren. Das ist der Blickwinkel von der Gesellschaft auf das Subjekt. Vom Subjekt aus ist es seine Fähigkeit zum biografischem Selbstentwurf, die diese Möglichkeiten, Kapitalien auszubilden, nutzen und verwirklichen muss. An dieser Stelle sind beide Theorien, die psychologische und die soziologische, miteinander anschlussfähig.

Für Bourdieu zeigt sich das Kapital in unterschiedlichen Formen. Er unterscheidet zwischen ökonomischem Kapital, kulturellem Kapital, sozialem Kapital und symbolischem Kapital (Bourdieu, 1983, S. 183–198).

- Ökonomisches Kapital ist dabei jede Art von materiellem Besitz (Waren, Geld, Produktionsmittel, also das, was wir gemeinhin auch unter Kapital verstehen).
- Unter kulturellem Kapital oder Bildungskapital versteht er Bildung, Schulbildung, Ausbildung, aber auch die erlernten Umgangsformen, Geschmack usw., die uns Zugang zu gesellschaftlichen Gestaltungsräumen ermöglichen.
  - Eine der Unterformen des kulturellen Kapitals ist das inkorporierte Kapital, das in der primären Sozialisation erworben wird und habituell in die Körper eingeschrieben und als Bestandteil der Persönlichkeit, Charakter, Eigenart etc. wahrgenommen wird. Hierzu gehören auch strukturelle Fähigkeiten, wie die Emotionsregulation, die unterschiedlichen Formen der Selbstreflexion, Fähigkeit zur Perspektivübernahme und vieles weitere mehr. Diese Form des Bourdieu'schen Kapitals ist für uns besonders interessant. Inkorporiertes Kapital tritt uns in der Psychotherapie z. B. in der Form entgegen, in der Patient:innen sich uns leibhaft präsentieren. Sie inszenieren sich mit einem Wunsch/Anliegen/Problem/usw., wollen uns motivieren, in ihrem Sinne aktiv zu werden, und präsentieren sich mittels der Ressource ihres inkorporierten Kapitals, ohne dass sie sich dessen in der Regel bewusst sind.
  - Eine weitere Unterform des kulturellen Kapitals ist das objektivierte Kulturkapital, das in Form von Büchern, Werkzeug, Maschinen etc. zur Verfügung des Subjekts steht.
  - Die dritte Unterform ist das institutionalisierte Kulturkapital in Form von Titeln, Abschlüssen etc.
- Soziales Kapital ist kurz gesagt das Vitamin B. Es umfasst die »Gesamtheit der aktuellen und potenziellen Ressourcen, die mit der Teilhabe am Netz sozialer Beziehungen gegenseitigen Kennens und Anerkennens verbunden sind«

(ebd.). Ob es nun die Zugehörigkeit zu einer herrschenden Clique ist, die
Mitgliedschaft in einer Gewerkschaft oder auch die Verbundenheit in guter
Nachbarschaft.
- Mit symbolischem Kapital kennzeichnet Bourdieu Prozesse der Gewinnung
von sozialer Anerkennung. Es stellt gesellschaftliche Anerkennung und Macht
in Form von Prestige, Orden, Privilegien und Positionen dar. Dabei spielt das
symbolische Kapital eine durch alle anderen Kapitalarten hindurch dringende
Rolle. Es verbindet sich meist jeweils mit anderen Kapitalien und drückt deren
Macht aus und bringt diese kommunikativ und ideell zur Geltung. »Es ist jene
sanfte, für ihre Opfer unmerkliche, unsichtbare Gewalt, die im Wesentlichen
über die rein symbolischen Wege der Kommunikation und des Erkennens,
oder genauer des Verkennens, des Anerkennens oder, äußerstenfalls, des
Gefühls ausgeübt wird« (Bourdieu, 2012, S. 8).

Worauf fokussieren die Bourdieu'schen Kapitalbegriffe im Unterschied zu psychologischen und psychotherapeutischen Begriffen wie Skills, Haltung, Erscheinung, Stil? Die in der Psychologie, vor allem in der Psychotherapie ge-
bräuchlichen Begriffe, die Eigenheiten von Personen/Patient:innen kenntlich
machen sollen, verweisen jeweils auf biografische, individuelle Entstehungsge-
schichten, auf individuelle Sozialisation. Durch diese Sicht wird aber ein gemeinsamer Klassen und Schichten betreffender sozialer Hintergrund weitgehend
unsichtbar gemacht. Indem wir Skills, Merkmale von Personen oder auch
Strukturmerkmale wie z. B. im OPD begrifflich verwenden, verobjektivieren wir
sie und machen sie zu quasi natürlichen Eigenschaften einer Person. Unsichtbar
wird, dass es sich dabei um historisch spezifische kulturelle Praxen handelt, die
in Personen verleiblicht sind. Wir lösen damit bereits begrifflich, in unserer
Beschreibung und Diagnostik, die Patient:innen aus den sozialen Zusammenhängen heraus, in die wir sie ja eigentlich integrieren wollen.

Exkurs – Patient:innen, Skills und innerpsychische Konflikte

Werfen wir einen Blick auf die Ressourcen, die Bourdieu'schen Kapitalien, die am
Beginn der modernen Psychotherapie im Spiel waren und dieses »Spiel« erst
ermöglichten. Wenn wir uns das Klientel in der »Gründungszeit« der Psychotherapie um die Jahrhundertwende zum 20. Jahrhundert anschauen, dann stellen
wir fest, dass sie, wie bereits oben geschildert über weit überdurchschnittliches
ökonomisches Kapital verfügen mussten, um sich eine Psychotherapie überhaupt leisten zu können. Darüber hinaus machte es keinen Sinn, sich einer
Psychotherapie zu unterziehen, wenn nicht ausreichend ökonomisches Kapital
im Hintergrund war, um die durch eine Psychotherapie freigesetzten neuen

Möglichkeiten auch realisieren zu können. Man könnte in ökonomischem Sprech sogar umgekehrt formulieren: Psychotherapie ist eine Dienstleistung, die nach erfolgreicher Anwendung es dem ökonomischen Kapital ermöglicht, sich erweitert zu realisieren, weil sein Besitzer die Hemmungen verloren hat, die seiner vollen Wirksam-Werdung im Wege standen.

Gleichzeitig benötigten Patient:innen auch erhebliches kulturelles Kapital. Die Fähigkeit, sich über Monate hin in einem stark ritualisierten Kontext auf eine Therapie einzulassen, unter Umständen sogar in einem Behandlungssetting, in dem man sein Gegenüber kaum zu Gesicht bekommt, wie in der Psychoanalyse, setzt habituelle inkorporierte Muster voraus, die Unterschichtsangehörige kaum haben konnten. In einem sozialen Kontext, in dem vor allem pragmatische, praktische Kooperation (über-)lebensnotwendig ist, erscheint eine solche Veranstaltung nicht nur lebensfremd und überflüssig, eine Fähigkeit, sich auf ein solches Verfahren und solches Gegenüber einzulassen, kann hier nicht ausgebildet werden.

Beispiel: Zu einem psychotherapeutischen Gespräch pünktlich zu erscheinen, in diesem womöglich hohe Affektstärken und intensive Auseinandersetzung/ Verbundenheit mit einer fremden Person zu erleben, dieser Auseinandersetzung/Verbundenheit aber nicht unmittelbar Taten folgen zu lassen, also nicht zu agieren, um dann nach 50 Minuten freundlich, aber bestimmt wieder nach draußen geschickt zu werden, ohne sich dabei gleich verarscht zu fühlen, das erfordert schon die Realisierung von Kulturtechniken, die nur der leisten kann, der zuvor ein hohes Maß an Verhaltenskontrolle habituell verankert hat. Das ist eine mühsam zu erlernende Kulturtechnik, also Akkumulation von kulturellem Kapital. Voraussetzung des Erwerbs dieser Kulturtechnik ist zusätzlich zu einer entsprechend stabilen Beziehungs- und Resonanzerfahrung in der Herkunftsfamilie (was in den psychologischen Theorien leider meist ausschließlich zur Darstellung kommt) sowie ein stabiler und Lebensplanung ermöglichender sozialökonomischer Rahmen. Dieser muss in der Vergangenheit gegeben gewesen sein, um den Erwerb dieser Kulturtechnik zu ermöglichen, und muss zudem in der gegenwärtigen Realität der Patient:innen wenigstens in einem Mindestmaß oder als realistische Aussicht gegeben sein. Ein Obdachloser, selbst wenn er aus einer mit kulturellem Kapital gut ausgestatteten Familie entstammt, wird kaum den Weg in eine psychotherapeutische Praxis finden. Wenn Behandlungen stattfinden, dann außerhalb der Regelversorgung und der Finanzierung durch die GKV durch karitative Organisation, Wohlfahrtverbände oder in privatem Engagement.

Auch die Distanz, welche auch die freundlichste therapeutische Abstinenz kennzeichnet, war für Unterschichtklient:innen (und ist es teilweise bis heute) ziemlich irritierend und damit ein Hindernis für die Aufnahme einer vertrauensvollen Abhängigkeitsbeziehung, wie sie in gewissem Maße immer notwendig für eine erfolgreiche Psychotherapie ist. Die Profession übt sich in Distanz, in freundlicher, aber Abstand-wahrender Autonomie, in einer die Autarkie der eigenen Person und des Gegenübers besonders fokussierenden Form des Kontakts. Aber gleichzeitig ist dies eine machtvolle Äußerungsform symbolischer Macht, in welcher Psychotherapeut:innen, die diese Haltung ausdrücken, sich als souveräner Herrscher über ihr Leben zu erkennen geben wollen. Das kann gegenüber Patient:innen, welche ja gerade über wesentliche Aspekte ihres Lebens ihre Souveränität verloren haben, nur gutgehen, wenn diese die soziale Erfahrung gemacht haben, dass Souveränität über das Leben prinzipiell möglich ist, und der Glauben daran noch nicht verloren gegangen ist, dies für sich jemals zu erreichen. Der Modus, in welchem in den damaligen Unterschichten soziale Beziehungen ausgestaltet und gepflegt wurden und damit soziales und symbolisches Kapital akkumuliert wurde, war nicht freundlich distanziert, sondern drastisch, robust, anpackend und auf die meisten Bürger (eben auch die meisten Therapeut:innen) oft distanzlos wirkend. Therapeutische Abstinenz musste auf die meisten Proletarier:innen/Landarbeiter:innen wie kalte Zurückweisung wirken. Trauen konnte man so einem wohl kaum. Dazu kommt das generelle Misstrauen, was seitens der Angehörigen der Unterschicht »denen da oben« entgegengebracht wurde (und zu einem guten Teil auch heute noch wird). Und Ärzte oder auch Lehranalytiker waren wegen des sich in ihrer Berufstätigkeit manifestierenden institutionalisierenden Kapitals immer welche von »denen«. Das änderte sich allerdings allmählich in den folgenden 50 bis 70 Jahren.

Freud als einer der Begründer der modernen Psychotherapie entdeckt Alltag und Familie als Schauplatz der Entwicklung des Selbst. Und die freie Assoziation mag uns in die Tiefen des Unbewussten führen, auf jeden Fall führt sie uns in die wichtigen Banalitäten des Alltags, die plötzlich als bedeutungsvolles und konflikthaftes Geschehen sichtbar werden. Illouz fasst es so zusammen:

> »Indem er sich auf solche banalen Geschehnisse konzentrierte, radikalisierte Freud diese kulturelle Schwerpunktverlagerung auf das Alltagsleben, verlieh diesem dabei aber zugleich einen neuen und noch nie dagewesenen ›Glanz‹. Wenn das alltägliche Leben die Sphäre des ›Ereignislosen‹ ist, [...] dann sollte das Freudsche Denken diesen Daseinsbereich entschieden mit Ereignissen füllen, die Beachtung, Aufmerksamkeit, Interpretation und Gedächtnisarbeit verdienen. Freud gibt uns zu verstehen, daß das ereignislose und banale Reich des Alltäglichen der maßgebliche Schauplatz ist, an dem das Selbst errichtet und zerstört wird.« (Illouz, 2011, S. 72)

Mit Freud wird eine Erzählung des Selbst und seiner Entwicklung in die Welt gesetzt, die von den innerfamiliären Konflikten einer bürgerlichen Familie in der frühen Kindheit der späteren Patient:innen ausgeht. Um nur einige dieser Narrative zu skizzieren, es sind dies: Die Erzählung eines mächtigen, gesellschaftliche Regeln in der Familie durchsetzenden Patriarchen, der Kampf mit und gegen ihn, der Ödipus-Komplex, die Etablierung des Über-Ichs, der Kampf zwischen Es, Ich und Über-Ich als Erzählung der Errichtung eines innerweltlich-asketischen Ethos (Weber, 2010) des Bürgertums in der Blütezeit des Industriekapitalismus.

Wesentlich für die sich daraus entwickelnde psychotherapeutische Praxis ist aber das Postulat, dass diese Alltagskonflikte zu inneren Konflikten in den (kindlichen) Subjekten führen, welche dann als Ursache späterer psychischer Störungen angesehen werden können. Äußere soziale Konflikte, nach Freud'-scher Lesart vor allem die in der Herkunftsfamilie erfahrenen, werden durch das sich unter dem Einfluss von Erziehung ausformende Ich und Über-Ich in innere Konflikte transformiert, die es dem Subjekt gestatten, äußerlich in Anpassung an die gesellschaftliche Umgebung relativ konfliktarm zu existieren, die aber für das Subjekt ein erhebliches Risiko in sich bergen, neurotisch zu erkranken.

Innere Konflikte erleben und dann auch über sie sprechen zu können, ist somit eine Fähigkeit, die erhebliche Investitionen sozialen Kapitals der erwach-senen Familienangehörigen (meist der Eltern) in die Entwicklung ihrer Kinder erforderlich macht. Damit ist es eine kulturelle Praxis, die habituelles, inkor-poriertes Sozialkapital voraussetzt. Diese muss in einem erheblichen Umfang ausgebildet sein, um einen »psychischen Binnenraum« zu konstituieren, in welchem innere Konflikte abbildbar und sprachlich ausgedrückt werden können. So individuell Familienmitglieder in der Art des Umgangs mit- und des Enga-gements füreinander auch sind, so ist doch nicht von der Hand zu weisen, dass Familien, die über größeres ökonomisches Kapital verfügen, deutlich mehr Spielraum haben, Sozialkapital in ihre Kinder zu investieren.

Habituell inkorporiertes Sozialkapital wird teilweise z. B. als Strukturmerk-male im OPD-2 (Arbeitskreis OPD, 2014) diagnostisch erfasst. Zur Illustration hier die Dimensionen, in denen die Merkmale erfasst werden:
- Selbstwahrnehmung,
- Objektwahrnehmung,
- Selbstregulierung,
- Regulierung des Objektbezugs,
- Kommunikation nach innen,
- Kommunikation nach außen,
- Bindung an innere Objekte und
- Bindung an äußere Objekte.

Auch wenn nicht alle Dimensionen an der Schaffung eines psychischen Bin-nenraums gleichermaßen Anteil haben, so müssen doch in erheblichem Umfang inkorporierte Fähigkeiten vorhanden sein, damit eine therapeutische Bearbei-tung innerer Konflikte mit Aussicht auf Erfolg stattfinden kann.

Ein Beispiel mag das deutlich machen. In einem psychotherapeutischen Ge-spräch müssen Patient:innen in der Lage sein, über ihr inneres Erleben Auskunft zu geben, und dies differenziert. Es reicht nicht zu sagen »es geht mir schlecht«. Es reicht auch nicht eine Schilderung der Symptome, selbst wenn diese von den Untersucher:innen exploriert und von Patient:innen differenziert dargestellt werden können. Eine solche Darstellung reichte z. B. bei Schilderung depressiver Symptomatik, um ärztlicherseits eine medikamentöse Therapie anzustoßen. Für die Einleitung einer Psychotherapie reicht es nicht. Sehr viel stärker als z. B. für eine medikamentöse ärztliche Therapie ist es erforderlich, dass sich Patient:innen emotional auf die therapeutische Beziehung einlassen. Patient:innen müssen für ihr Gegenüber spürbar werden (Kommunikation nach außen). Sie müssen Aspekte ihres Selbst(-erlebens) verbal- und/oder körpersprachlich zur Darstellung bringen (Selbstwahrnehmung, Kommunikation nach innen und Kommunikation nach außen) usw. Je besser die strukturellen Fähigkeiten ausgebildet und in die Therapie eingebracht werden, desto besser sind die Erfolgsaussichten einer Psychotherapie und das unabhängig vom gewählten Verfahren.

An dieser Stelle tut sich natürlich sofort die Frage auf, ob, und wenn ja in welchem Umfang, Strukturmerkmale mit der sozialen Schicht bzw. mit dem Bildungsstand korrelieren. Wenn, wie hier behauptet, OPD-Strukturmerkmale einen wichtigen Teil des Sozialkapitals diagnostisch abbilden, müssten solche Korrelationen nachweisbar sein. Meines Wissens gibt es die dafür erforderlichen empirischen Studien noch nicht. Doch selbst wenn empirisch nachgewiesen werden kann, dass das erreichte Niveau von Strukturmerkmalen, also die Realisierung von psychologischen Kulturtechniken und -skills mit z. B. den Bildungsabschlüssen korreliert, so bedeutet das natürlich keineswegs, dass alle Schulabgänger einer Regelschule nur über geringe Strukturqualitäten verfügen. Das, was Bildungsabschlüsse abbilden, beruht zwar immer auf dem Vorhandensein und Ausprägungsgrad erlernter basaler Kulturtechniken, wie im OPD abgebildet, geht aber auch weit darüber hinaus und bewertet auch andere Bereiche (z. B. Wissen in den diversen Fächern und Disziplinen). Umgekehrt beschreiben Strukturmerkmale Fähigkeiten, denen bei der Messung des erreichten Bildungsstandes nur wenig bis keine Bedeutung beigemessen wird (Beispiel: Fähigkeit zur Bindung an andere Menschen mit den Merkmalen: Fähigkeit, sich zu binden, Fähigkeit, Hilfe anzunehmen und Fähigkeit, sich zu trennen). Trotzdem kann es kaum einen Zweifel geben, dass es Zusammenhänge zwischen typischen strukturellen Merkmalskombinationen und einer bestimmten sozialen Stellung im gesellschaftlichen Gefüge gibt. Denn Strukturqualitäten sind nicht naturgegeben, sondern werden interaktionell, d. h. immer auch in soziokulturellen Kontexten erzeugt und ihre Gestalt und Ausprägung sind somit auch abhängig von den konkreten sozialen, auch materiellen Bedingungen, unter denen ihre Träger aufgewachsen sind bzw. aktuell leben.

Die Verhältnisse stellen sich komplizierter dar als nach einem einfachen Oben/unten-Schema.[47] So lässt sich nach einer in Großbritannien erschienenen Studie (Board & Fritzon, 2005) nachweisen, dass der Anteil von Personen mit einer dissozialen oder auch narzisstischen Persönlichkeitsstörung (also Menschen mit einem Strukturmerkmal: erhebliches Defizit, Mitgefühl empfinden zu können) in der Population forensischer Kliniken und im oberen Management großer Unternehmen fast identisch hoch ist. Es wurden viele Zusammenhänge von psychischen Störungen und sozialer Stellung nachgewiesen (Robert Koch-Institut und DESTATIS, 2015, S. 112 ff.). Insgesamt steht die Erforschung der Zusammenhänge von psychischen Störungen und der differenzierten Stellung im sozialen Gefüge noch sehr in den Anfängen. Ich vermute, in einer Gesellschaft, dessen Gesundheitswesen sich immer mehr ökonomisch und in den einzelnen Institutionen gleichzeitig immer weitergehend betriebswirtschaftlich ausrichtet, besteht seitens der maßgeblichen politischen Akteure wenig Interesse, diese Faktoren genauer unter die Lupe zu nehmen, und die Leidtragenden selber, die Patient:innen, sind vordergründig und nachvollziehbar stärker mit dem Tragen ihres Leides und dem Zurechtkommen in den Verhältnissen beschäftigt, als dass sie aufbegehren. Doch nun zurück zur Darstellung der Entwicklung der Psychotherapie in Deutschland.

Exkurs – die Skills der Patient:innen und die Differenzierung im Markt der therapeutischen Angebote

Eva Illouz bemerkt zu der durch Freud erfolgten Aufwertung der Familie als Ort der Herausbildung des Selbst:

> »Das Alltagsleben war der Bereich der familiären Häuslichkeit und der Weiblichkeit und hatte keine erstrebenswerten Ideale zur Gestaltung eines Selbst zu bieten. In diesem Sinn war Freud das perfekte kulturelle Pendant zu Marx: Wo Marx den Wert und die Kämpfe des Menschen im Bereich der Arbeit ansiedelte, siedelte Freud sie im Bereich der Häuslichkeit an. Er schuf damit neue kognitive Werkzeuge und Schemata, um das Selbstsein in der häuslichen Sphäre zu denken und zu imaginieren und, allgemeiner gesprochen, die Sphäre des alltäglichen Lebens zur wichtigsten Arena für die Ausbildung des Selbst zu machen.« (Illouz, 2011, S. 73)

Wie nun diejenigen behandeln, die nur in geringem Umfang über ein in behüteter familiärer Sozialisation produziertes Sozialkapital verfügen? Wie die behandeln, deren Leben sich weniger um die Ausgestaltung und Optimierung innerer Konflikte dreht und stärker um die täglichen sozialen Konflikte im Außen?

---

47 Bourdieu versuchte das im Rahmen der Entwicklung seiner Kultursoziologie neben dem Begriff der Klasse im Begriff des sozialen Feldes abzubilden.

Wie die behandeln, die nicht im geschützten Binnenraum der Familie mittels liebevoller oder autoritärer Erziehung den psychischen Binnenraum errichten konnten, Konflikten einen inneren Ort zu geben, der es dem Subjekt gestattet, im sozialen Außen angepasster zu erscheinen?

Bereits in den ersten Jahrzehnten des 20. Jahrhunderts gab es immer wieder Ansätze, psychoanalytische Behandlungskonzepte auch für nichtbürgerliches Klientel zu entwickeln. Im Bereich der Psychotherapie Erwachsener tat sich vor allem Alfred Adler hervor und erweiterte seine Konzepte und Vorstellungen, sogar über die Psychotherapie hinausgehend, für den Bereich öffentlicher psychosozialer Leistungen wie z.B. der Erziehungsberatung.[48] Im Bereich der Behandlung von Kindern, hier vor allem in der Behandlung verwahrloster Kinder und Heimkinder, entwickelte August Aichhorn neue Konzepte (Aichhorn, 2005). Nach dem Zweiten Weltkrieg war es in Deutschland vor allem Annemarie Dührssen, die durch ihre Publikations- und Organisationstätigkeit an entscheidender Stelle dafür sorgte, dass eine psychosoziale Versorgung zunächst in Berlin über die AOK und später dann im Rahmen der Etablierung der Richtlinientherapie in ganz (West-)Deutschland aufgebaut wurde (Rudolf, 2016).

Mit der Psychotherapierichtlinie im Jahre 1967, die zunächst analytische Psychotherapie und tiefenpsychologisch fundierte Psychotherapie als Kassenleistung etablierte und ab 1987 auch die Verhaltenstherapie, wurde Psychotherapie für alle gesetzlich Versicherten zugänglich. Gegenüber den psychodynamischen Verfahren Analytische Psychotherapie (AP) und Tiefenpsychologisch fundierte Psychotherapie (TP) sah die Verhaltenstherapie (VT) psychische Störungen und Symptome vor allem durch Lernprozesse (klassische und operante Konditionierungen) hervorgerufen. Psychische Symptome und Störungen sind demnach etwas spezifisch Erlerntes und nicht Ausdruck innerer Konflikte. Von daher bilden entwickelte Fähigkeiten zur erzählenden Entfaltung des eigenen psychischen Binnenraums nicht in dem Umfang die Voraussetzung, um an einer Verhaltenstherapie teilnehmen und profitieren zu können, wenngleich solche Fähigkeiten auch in einer VT natürlich von Nutzen sein können. Und tatsächlich ging der VT lange Zeit der Ruf voraus, eine Therapie für die weniger Bemittelten zu sein. Die damit abwertend Gekennzeichneten entbehrten, dieser Logik zufolge, sowohl der geistigen wie auch der ökonomischen Mittel. Und der Ausdruck »minderbemittelte« attribuiert den Betroffenen fehlendes soziales und ökonomisches Kapital zusätzlich noch als substanzielle und personale Eigenschaft.

---

48 Alfred Adler entwickelte eine Konzeption, die ein Störungsmodell beinhaltete, welches der Rolle der Geschwister, der Peers allgemein und der sozialen Umgebung eine deutlich größere Bedeutung beimaß, als es Freud tat. Der Minderwertigkeitskomplex ist Ausdruck eines gescheiterten Kampfes um soziale Anerkennung. Ein gescheiterter Kampf, der sicher auch seinen Anfang in der Familie haben kann, aber keinesfalls nur durch diese bestimmt wird.

Tatsächlich kommt der VT ein erheblicher Teil des Verdienstes zu, den sozialen Raum derer, die von Psychotherapie profitieren können, zu erweitern, indem es ihr gelang, die soziale Schwelle in Form der persönlichen Voraussetzungen, die zuvor viele vom Zugang zur Psychotherapie abhielt, zu senken. Indem die VT in ihrer Behandlungspraxis sehr viel direkter an den Symptomen selbst ansetzte (und das tut sie bis heute), tat sie ein weiteres. Durch den symptomorientierten Behandlungsansatz brauchte sich die damalige VT zunächst auch nicht so sehr für weitere Persönlichkeitsmerkmale und damit zusammenhängende Störungen der Patient:innen zu interessieren. Das bedeutete aber, dass ein erheblicher Teil von Patient:innen, die zuvor von der psychoanalytischen Behandlung nicht erreicht wurden und fast ausschließlich psychiatrische Behandlung erhielten, nun auch einer psychotherapeutischen Behandlung zugeführt werden konnten. Auch wenn mittlerweile Verhaltenstherapeut:innen der Persönlichkeit von Patient:innen in ihren Behandlungen einen gegenüber früheren Konzepten deutlich größeren Rang einräumen und unter dem Eindruck des überwiegenden Vorliegens von Komorbiditäten einfache, an einzelnen Symptomen allein ansetzende Behandlungsansätze nicht mehr die Regel sind, so kommt doch der VT auch an dieser Stelle das historische Verdienst zu, einen starken Impuls gesetzt zu haben, die Behandlungsmöglichkeiten sozial wie auch die Störungsbilder betreffend zu erweitern.

Das Wachsen des Anteils von Verhaltenstherapie im Gesundheitsmarkt Psychotherapie bildete einen nicht zu unterschätzenden Ansporn für die psychodynamischen Verfahren, sich um die Reichweite ihrer Behandlungskonzepte stärker zu kümmern, wollten sie nicht dauerhaft marginalisiert und aus dem Markt gedrängt werden. Die Konkurrenzsituation für die Psychoanalyse verschlechterte sich auch durch das Hinzutreten weiterer Konkurrenten. Ab den 60er Jahren des vorigen Jahrhunderts wurden weitere psychotherapeutische Verfahren entwickelt und populär, welche der Psychoanalyse das bis dahin weitgehend unangefochtene Monopol, *die* Psychotherapie zu sein, streitig machten. Systemische Therapie sowie die humanistischen Verfahren, Gestalt- und Gesprächstherapie, sind wohl die in Deutschland bekanntesten.

So entwickelten sich innerhalb der psychoanalytischen Bewegung (diverse Fachgesellschaften, Repräsentant:innen der Psychoanalyse in den Hochschulen, ärztliche Fachverbände etc.) Initiativen, in denen neue psychotherapeutische Theorien und Behandlungsansätze diskutiert und propagiert wurden. Stellvertretend für diese neuen Ansätze seien die Ich-Psychologie, Objektbeziehungstheorie(en), Selbstpsychologie, später auch Bindungs- und Mentalisierungstheorie genannt. Neben der klassischen Psychoanalyse, der sogenannten Standardmethode, nahm der zahlenmäßige Umfang der tiefenpsychologischen Behandlungen deutlich zu. Das generelle Behandlungskonzept der TP beruht auf einer sogenannten »regressionssteuernden Therapietechnik« im Gegensatz zur klassischen Psychoanalyse, die einen regressionsfördernden Arbeitsstil pflegt. Das alltagsnäher gestaltete therapeutische Setting der TP lässt sehr viel mehr Raum für Variationen, so dass sogar eine partielle Offenheit für die Integration anderer Verfahren besteht. Im Zuge dieser Entwicklung konnte sich die TP methodisch ein gutes Stück von der Psychoanalyse emanzipieren, der sie allerdings in ihrem grundsätzlichen Störungsrational verbunden bleibt.

Die Ausgestaltung, Differenzierung und Entwicklung immer neuer Behandlungsvarianten in allen psychotherapeutischen Verfahren setzt sich bis heute unvermindert fort. Es vergeht kaum ein Jahr, wo nicht mit minder großem oder kleinem Getöse eine neue Therapiemethode auf den Fortbildungsmarkt drängt. Und dieses scheint mir zum einen der Tatsache geschuldet zu sein, dass der Bedarf nach psychotherapeutischer Hilfe weiter steigt, was nicht unbedingt heißen muss, dass wir alle kränker werden, wohl aber, dass unsere Sensibilität für unsere innere Verfassung steigt (Robert Koch-Institut und DESTATIS, 2015, S. 118 ff.).

Anscheinend finden wir in unseren Alltagsbeziehungen immer weniger Raum, unsere Nöte, und seien es auch nur welche des Befindens, miteinander zu teilen. Aber nicht minder scheint die Flut immer neuer Behandlungsmethoden symptomatischer Ausdruck einer Befindlichkeit der Psychotherapeut:innen zu sein, ihres ja vielleicht nicht ganz unberechtigten Gefühls von Ohnmacht, einem Gefühl, der wachsenden psychischen Not immer weniger gewachsen zu sein. Dieses Gefühl wird sich aber mit noch so viel neuen Methoden nicht begrenzen lassen. Zumindest nicht, solange wir uns in unserer Tätigkeit allein auf unsere je individuellen Patient:innen beziehen und dabei versuchen, die Welt draußen so weit als möglich auch draußen zu lassen, aus unserem Behandlungszimmer wie auch aus unserem Kopf. Neue Behandlungsmethoden ohne Entwicklung und Einbeziehung neuer, über die Grenzen der eigenen Profession hinausgehende Kooperationsbeziehungen wird uns nicht weiterbringen.

9.   Psychotherapie postmodern?

Wohin entwickelt sich die Psychotherapie? Prognosen sind schwierig, vor allem, wenn sie die Zukunft betreffen, ein Zitat, das u. a. Winston Churchill zugeschrieben wird. Um Prognosen soll es hier auch nicht gehen, eher um die Markierung von Trends, die sich aus dem ergeben, was bisher, vielleicht auch erst in Ansätzen, zu beobachten ist.

Psychotherapie ist zum einen eine heilkundliche Praxis. Als eine solche wird sie sich weiter differenzieren. Es wird angesichts wissenschaftlicher Entwicklungen und Entdeckungen (Neuropsychologie, Genetik, pharmakologischer Forschungen, aber auch Forschungen in Kultur- und Sozialwissenschaften, Genderstudies, …) neue Methoden und Behandlungskonzepte geben, die vereinzelt sogar das Potenzial haben können, die Psychotherapie grundlegend zu verändern. Alle Protagonist:innen der verschiedenen wissenschaftlichen Forschungsrichtungen prognostizieren, in je ihrem Sinne, die aus ihrer Sicht unvermeidliche Entwicklungsrichtung der Psychotherapie. Wer dann am Ende und in welchem Umfang recht behalten wird, müssen wir der Zukunft überlassen, und letztendlich wird es weniger durch ihre Wissenschaft und/oder ihre Praktiker:innen entschieden, sondern durch die gesellschaftliche Entwicklung, die ja auch in der Vergangenheit bestimmend war für das Entstehen individueller Nöte und entsprechender (eben auch psychotherapeutischer) Bedarfe wie auch neuerer Formen der Hilfe.

Als eine Heilkunde basiert Psychotherapie immer auch auf dem Stand der je historisch gegebenen technischen Möglichkeiten. Ein wichtiger Entwicklungsimpuls, der von dieser Seite auf Psychotherapie einwirken wird, geht von der weiteren Entwicklung der internetbasierten Kommunikationsmittel und der künstlichen Intelligenz (KI) aus. Noch vor Jahren kaum vorstellbar, aber heute bereits in der Versorgung angekommen und sich weiter ausweitend, beginnt die Telemedizin in Diagnostik und Behandlung immer weitere Bereich der medizinischen Praxis grundlegend zu verändern. Diesem Trend wird sich auch die Psychotherapie nicht entziehen können, vor allem nicht, wenn die Entwicklung der künstlichen Intelligenz weiter in dem bisherigen Tempo voranschreitet. Sie wird aller Voraussicht nach bald in der Lage sein, aus Mimik und Körpermotorik mit gleicher oder besserer Genauigkeit, als es der Mensch kann, die »analogen«, die leibhaften Bestandteile der Kommunikation zu dechiffrieren. Die Algorithmen der KI können sich bereits heute die semantischen Bedeutungskontexte von Text und gesprochenem Wort »einverleiben« und »bearbeiten«, was nichts anderes heißt, als dass diese Maschinen drohen, allmählich zu sozialen Akteuren zu werden. Es ist heute noch gar nicht absehbar, was das für die Behandlung psychisch kranker Menschen bedeuten könnte. Aber der Druck der Kostenträger im Gesundheitswesen, Behandlungsformen zu ökonomisieren, um sie zum einen kostengünstiger zu machen und sie zum anderen mehr unter ihre Kontrolle zu bringen, ist riesengroß (Maio, 2011). Und Formen digital unterstützter Therapie eignen sich hervorragend zur Kontrolle, wie auch zu einer unter ökonomischen Gesichtspunkten betriebenen Effizienzsteigerung auch von Psychotherapie. Dies zeigen die Pilotprojekte der Krankenkassen mit Onlineberatung und Onlinepsychotherapie, die gegenüber dem Einsatz von KI ja noch sehr harmlos wirken.

Bei all dem dürfen wir aber nicht vergessen, dass es keineswegs allein die »bösen« gesellschaftlich-ökonomischen Akteure (z. B. Krankenkassen, Teile der Forschung/Wissenschaft, Gesundheitsbürokratien, staatliche Datensammelleidenschaft) sind, die diesen Trend vorantreiben. Wir erleben zurzeit durch Digitalisierung eine epochale Umwälzung kultureller Praktiken in unser aller Alltag, vor allem in Basisaktivitäten wie der Kommunikation, der Koordination oder der Orientierung im sozialen Raum. Wer geht heute noch ohne Navi-App auf dem Smartphone vor die Tür? (Ich wurde früher gelegentlich von Berlinbesucher:innen sogar nach dem Weg gefragt, heute fast unvorstellbar.) Die meisten Zeitgenoss:innen würden sich ohne permanente Zugriffsmöglichkeit auf soziale Medien fast völlig isoliert fühlen, selbst von den ihnen nahestehenden Menschen. Die immer mehr um sich greifende Nutzung digitaler sozialer Medien wird von dieser Seite aus, von der Seite der Patient:innen, einen zunehmend spürbaren Veränderungsdruck auch auf die Formen psychotherapeutischer Kommunikation ausüben. Wohin das im Einzelnen führt, ist noch nicht abzusehen; dass es auch unsere Praxis tiefgreifend verändern wird, dürfte aber klar sein. Als eine soziale Praxis steht die Psychotherapie eben nicht am Rande, sondern im Zentrum des Wandels der alltagskulturellen Praxen.

Wir sind hier aufgefordert, von Anfang an eine ethische, politische, gleichfalls aber auch pragmatische Debatte zu führen. Nicht weil, wie so oft bei solchen Debatten, es um unsere berufsständischen Interessen geht. Sondern weil es darum geht, ob und in welcher Form es für uns alle noch einen Raum für Subjektivierung geben wird, ob das große Projekt der Moderne, den Menschen die Möglichkeit zu geben, sich selbst(bestimmt) biografisch zu entwerfen, noch eine Zukunft hat. Wir werden kaum verhindern können, dass die mittels der KI erhobenen und verarbeiteten Personen- und Gesundheitsdaten von den anderen

Akteuren im Gesundheitswesen in deren Interesse bearbeitet und verwendet werden und natürlich auch gegen unsere eigenen Vorstellungen verwendet werden können.

Sicher wird es, und da wage ich dann doch mal einen Blick in die Zukunft, Versuche geben, uns Psychotherapeut:innen zu ködern. Wir werden umworben werden. Uns wird man sagen, wir seien doch die (einzigen) Fachleute, die diese Maschinen auch überwachen und bedienen könnten – Maschinen, die im Grunde nur dazu da sind, uns, und zwar uns alle, zu kontrollieren. Und wenn wir nicht klar Stellung beziehen, wird es genug Leute geben, die das dann auch exekutieren. Was wir brauchen, um solche Debatten als Psychotherapeut:innen vom Zaun zu brechen, ist allerdings eine über unsere rein fachkundliche Kompetenz hinausgehende, ethische, d. h. philosophische sowie kultur- und sozialwissenschaftliche Orientierung, eine Orientierung, wie sie die Lehrenden am Psychologischen Institut der FU Berlin in den siebziger und achtziger Jahren des vorigen Jahrhunderts praktizierten.

Nach dieser eher apokalyptisch anmutenden Dystopie nun zu den eher banal erscheinenden Trends in der Psychotherapie. Wie bereits dargelegt, finden wir einen umfassenden Prozess der Ausweitung der Psychotherapie als einer sozialen Praxis in Richtung der Ausweitung ihrer Behandlungen in immer weitere Bevölkerungsschichten wie auch der Behandlung von immer mehr Störungen. Diese Entwicklung trägt gleichzeitig zu ihrer weiteren Differenzierung bei. Ohne Übertreibung können wir heute feststellen, dass die Psychotherapie zu den zentralen Subjektivierungspraxen in den westlich geprägten Industrie- und Dienstleistungsgesellschaften zählt. Damit hört sie aber auch auf, eine reine Heilkunde zu sein. Die Grenzen zwischen Heilbehandlung und Coaching beispielsweise werden zunehmend fließend. Der Rekurs auf die Diagnose, als das, was ein seelisches Leid zu einer gesellschaftlich anerkannten und behandlungsbedürftigen Krankheit macht, hilft hier leider auch nicht weiter. Die Vergabe einer Diagnose ermöglicht zwar die Einleitung einer Heilbehandlung und sorgt für die Bereitstellung gesellschaftlicher Ressourcen, im Unterschied z. B. zu Trainings oder Coachings, die privat bezahlt werden müssen. Aber die Vergabe einer Diagnose ist kein wirksames Mittel, zwischen einem allgemeinen und einem spezifischen krankheitsbedingten Leid zu unterscheiden. Der Grund dafür ist: Alle modernen Diagnosesysteme psychischer Störungen sind deskriptiv und nicht nosologisch. Das heißt, sie können gar nicht nach dem Grund des Leids unterscheiden, sie unterscheiden die Leiden lediglich nach dem, was an der Oberfläche als Symptomatik sichtbar wird (Dörner, 1975b, S 137 ff.) In den Berichten an die Gutachter sind wir allerdings gehalten, ein nosologisches Störungsrational zu beschreiben. An dieser Stelle scheint es die Möglichkeit zu geben, ein hartes Kriterium zu etablieren, um seelische Krankheit dem allgemeineren seelischen Leid gegenüberzustellen, um dadurch sachlich begründen zu können, warum die eine Leistung durch die Solidargemeinschaft finanziert wird und die andere nicht. Doch auch das, was wir als Psychotherapeut:innen als Ursache einer psychischen Störung beschreiben, ist leider lediglich eine mehr oder minder wahrscheinliche Hypothese und kein hartes Faktum. Was, wenn sich am Ende einer Behandlung herausstellt, dass sie nicht stimmt und wir keine andere, wahrscheinlichere Hypothese gefunden haben, die aus nosologischer Sicht belegen kann, dass es sich um eine Krankheit gehandelt hat? War das, was wir behandelten, dann keine Krankheit? War es dann »nur« eine Befindlichkeitsstörung? Nach dieser Logik müsste der:die Patient:in die Behandlungskosten zurückerstatten – oder vielleicht ehrlicherweise wir unser Honorar.

Aber da gibt es ja noch das Kriterium »Störung mit Krankheitswert«. Nach diesem Kriterium kann eine Behandlung beginnen, wenn die Beeinträchtigungen einen Umfang haben, der dem einer Krankheit entspricht. Aber das sind bei psychischen Störungen zumeist rein subjektive Beurteilungen, eben nicht objektivierbare. Summa summarum, eine scharfe Trennung zwischen »nur« psychischem Leid und psychischer Krankheit ist nicht zu ziehen. Wenn aber kein objektives Kriterium gefunden werden kann, das den Unterschied zwischen psychischem Leid allgemein und Krankheit klar und zweifelsfrei markiert, dann müssen eben Normen her. Und ICD und DSM, so sie seelische Störungen beschreiben, sind eben darum normative, d. h. eben auch willkürliche Konstrukte. In ihnen drückt sich ein gesellschaftlicher Wille aus, bei bestimmten Formen des Leides zu helfen und bei anderen eben nicht. Wie schon so oft, so auch hier, es sind soziale Konstrukte.

Mit der eben nicht möglichen scharfen Trennung zwischen psychischer Krankheit und allgemeinem psychischen Leid steht die Psychotherapie im Spannungsfeld zwischen einer Praxis der Subjektivierung und einer Technik der Produktion eines postmodernen Optimierungssubjekts. Angelika Grubner bringt es auf den Punkt:

> »Ihr ›Funktionieren‹ oder ›Nicht-Funktionieren‹ [das der Psyche, T.N.] erscheint als entscheidender Faktor für die Verbesserung oder Lösung der ausgemachten Problemlage. Diesem Denkmodell folgend, wird die Psychotherapie in einem sich permanent verstärkenden Ausmaß als Reparatur- und Ermächtigungstechnologie bemüht. Ob es sich um Konflikte im Job, um Arbeitslosigkeit, Beziehungsprobleme, Sorgerechtsstreitigkeiten oder eine chronische Krankheit handelt, von irgendwo kommt mit Sicherheit der Vorschlag ›Mach doch eine Therapie! Du wirst sehen, das hilft.‹« (Grubner, 2017, S. 274)

Wer wollte bestreiten, dass ein Mensch, der z. B. das Gefühl hat, den an ihn gestellten Erwartungen nicht gerecht werden zu können, seien diese nun privater oder auch gesellschaftlicher Natur, damit nicht seelisches Leid erfährt? Und ob diese Erwartungen nun angemessen sind oder nicht, spielt keine Rolle für sein

Leid. Er wird in den Fällen leiden, in denen er Liebe oder Anerkennung vom entsprechenden Gegenüber erwartet, aber nicht erhält, weil er Erwartungen nicht erfüllen kann. Damit müsste auf der Ebene der Einzelfallentscheidung zu Beginn einer Psychotherapie zunächst geprüft werden, ob die Erwartungen und Normen, an denen die jeweilige Person zu scheitern droht, nun angemessen sind oder nicht. So kommen wir in die Rolle, entscheiden zu müssen, ob ihr Leid eher als ein Aufbegehren gegen unangemessene Normen zu werten ist (und damit eher Ausdruck gesunden Protestes); oder ein Scheitern an Aufgaben, deren Bewältigung Voraussetzung für ein erfülltes Leben ist; oder auch ein spezifischer, partieller Kompetenzmangel, dem mit Coaching zu begegnen wäre. Die Entscheidung, unter Umständen einem Menschen, der offensichtlich leidet, eine Heilbehandlung deshalb zu versagen, weil diese nicht diagnostischen Kriterien entspricht, erscheint unethisch. Die Entscheidung, sie jedem Menschen zu gewähren, der psychisches Leid erfährt, sie glaubhaft schildert und um Hilfe ersucht, macht Psychotherapie zu einer Veranstaltung, die sich tendenziell allen gesellschaftlichen, an die Subjekte gerichteten Optimierungsvorstellungen bedingungslos unterwirft. Auch Letzteres wäre unethisch. Ein Dilemma. Und auch hier werden wir nur entscheidungsfähig, wenn wir über eine über unsere rein fachkundliche Kompetenz hinausgehende ethische Orientierung verfügen.

Ein weiterer Trend ergibt sich aus der oben beschriebenen Ausweitung der ambulanten psychotherapeutischen Behandlungen auf Störungen außerhalb der klassischen Neurosen – etwa Persönlichkeitsstörungen, Süchte und Psychosen – wie aus der Verbreiterung der sozialen Basis ihres Klientels generell. Hieraus erwächst die Notwendigkeit einer verstärkten Kooperation der Psychotherapeut:innen mit anderen Berufsgruppen im Feld der psychosozialen und gesundheitlichen Dienstleistungen. Die Behandlungen dieses Klientels selbst erfordern veränderte und für die Psychotherapeut:innen ungewöhnliche Arbeitsweisen. Damit wächst der Druck auf sie, mit anderen Akteuren im Gesundheitswesen und mit denen im Feld psychosozialer Dienstleistungen zu kooperieren. Dies stellt die »klassische« Arbeitsweise der ambulant arbeitenden Psychotherapeut:innen in niedergelassener Kassenpraxis und ein Stück weit auch ihre berufliche Identität infrage.

Dieser Trend hat auch Auswirkungen auf die konkrete Arbeitsweise in der ambulanten Psychotherapie. Die »klassische« Arbeitsweise der niedergelassenen Psychotherapeut:innen ist durch zwei scheinbar gegensätzliche Charakteristika gekennzeichnet. Zum einen stellt die Behandlung eine große persönliche Nähe, eine hohe emotional dichte Bindung zwischen Patient:in und Therapeut:in her, die mit Fug und Recht auch als Abhängigkeit bezeichnet werden kann. Nur in einer so gestalteten Beziehung lassen sich die teilweise über Jahrzehnte eingeschliffenen Erlebens-, Denk- und Handlungsmuster in angemessener Zeit und angemessenem Aufwand verändern. Daher wird für die Gestaltung dieser Be-

ziehung ein Rahmen (Setting) bereitgestellt, der durch einen hohen Grad von
Ritualisierung und Alltagsferne gekennzeichnet ist. Dieser Rahmen soll größt-
mögliche Nähe, eine Intimität herstellen helfen und gleichzeitig sicherstellen,
dass in diesem Rahmen die Professionalität erhalten bleibt, d. h. dass emotionaler oder sexueller Missbrauch unterbleibt. Kontakte außerhalb dieses Rahmens werden tunlichst vermieden und, so sie sich denn zufällig ergeben, meist als
peinlich empfunden. So ist es in der Regel weniger irritierend, auf die eigenen
Haus- oder Zahnärzte im Supermarkt zu treffen als auf die eigene Psychothe-
rapeut:in. Denn Letztere sind ja in bestimmter Weise, nämlich innerhalb eines
therapeutischen Settings, zu einer Art Intimpartner:in geworden, die nun
plötzlich in meine Alltagswelt tritt und scheinbar in die Lage zu kommen droht,
dort einen Platz einnehmen zu können (was im Einzelfall sogar ein heimlich
gehegter Wunsch von Patient:innen sein kann).

Der Rahmen des ambulanten psychotherapeutischen Settings schützt die
Privatsphäre der Patient:innen wie auch die der Therapeut:innen. Das Setting soll
gleichfalls verhindern, dass Therapeut:innen über den gegebenen Rahmen der
Therapie hinausgehend Einfluss auf Patient:innen nehmen können. Gleichzeitig
wird den Patient:innen durch diesen Rahmen und dessen strikte Einhaltung
implizit, aber um so deutlicher vermittelt, dass Therapeut:innen keine direkte
Verantwortung für das Leben und die Lebensgestaltung ihrer Patient:innen
übernehmen. Die Therapeut:in übernimmt nur Verantwortung für die Behandlung selbst. Diese therapeutische Grundhaltung drückt sich auch in dem weitgehenden Verzicht auf Ratschläge aus. Patient:innen sollen in der Selbstbestimmung gefördert und unterstützt, aber nicht geleitet werden. An dieser Stelle
unterscheiden sich Therapieziele und -methoden grundsätzlich von pädagogischen Zielsetzungen und Methoden. Pädagogische Ziele sind im Kern Umset-
zungen normativer gesellschaftlicher Anforderungen. Therapeutische Ziele
stellen dem gegenüber Selbstveränderungsziele des Subjekts dar.[49] Alles therapeutische Handeln ist der Entwicklung der Subjektivität der Patient:innen als
einer Hilfe zur Realisierung ihres biografischen Selbstentwurfs untergeordnet.
Auf direkte Einflussnahme und Hilfe wird völlig, auf Ratschläge wird weitest-
gehend verzichtet.

Wenn den Patient:innen trotz ihrer psychischen Störungen die volle Verantwortung für ihre Lebensgestaltung zugemutet und überlassen wird, so ist das nur
möglich und ethisch vertretbar, wenn sie auch über das dafür erforderliche
ökonomische und soziale Kapital verfügen. Patient:innen brauchen dieses in

---

49 Selbstredend formulieren Subjekte ihre Selbstveränderungsziele nicht außerhalb gesellschaftlicher Bedingungen und Kontexte. Sie nehmen ihre Selbstveränderungsziele aber in
einer hoch individualisierten Form auf und diese müssen ihnen als ihre »ureigenen« erkennbar sein. Pädagogische Ziele werden aber vorher von außen gesetzt und im besten Fall im
Verlauf eines gelingenden pädagogischen Prozesses vom Subjekt übernommen.

einem Umfang, der es ihnen erlaubt, den Bedingungen des Settings mit der Komm-Struktur ambulanter psychotherapeutischer Praxis entsprechen zu können. Die Anforderungen dieser Komm-Struktur sind dabei noch einmal deutlich größer als in der allgemeinen ambulanten ärztlichen Versorgung. Das ist uns als Therapeut:innen so selbstverständlich in Leib und Blut übergegangen, dass wir das kaum noch reflektieren. Aber vernünftige Therapeut:innen werden kaum auf den Gedanken kommen, eine ambulante Psychotherapie z. B. mit einer obdachlosen Person zu beginnen, weil diese nämlich weder über die sachlichen Mittel noch über die Fähigkeiten verfügt, allein schon ihre Tagesstruktur in dem notwendigen Umfang zu sichern, um an einer ambulanten Psychotherapie teilnehmen zu können.

Zusammenfassend können wir feststellen: »Klassische« ambulante psychotherapeutische Behandlungspraxis setzt Patient:innen voraus, die in relativ hohem Maße kompetente und über die entsprechenden Mittel verfügende autonome Subjekte sind. Die Autonomie der Subjekte, der Patient:innen, wie auch diejenige der Therapeut:innen wird wechselseitig durch den Schutz ihrer jeweiligen Privatsphäre in Form der Gestaltung des Settings zu erreichen versucht.

Was soll mit den anderen Patient:innen (zukünftig) passieren, die wir noch nicht ausreichend psychotherapeutisch erreichen? Eine ganze Reihe psychischer Störungen beeinträchtigen nämlich gravierend die autonome Subjekthaftigkeit. Dazu gehören Psychosen, teilweise auch akute Suchterkrankungen oder schwere Persönlichkeitsstörungen. Weiterhin geraten Patient:innen in soziale Lagen (oder entstammen welchen), die die autonome Lebensgestaltung in gleichfalls gravierendem Maße behindern. So nimmt es nicht Wunder, dass die ambulante Behandlung dieser Patient:innen lange der klassischen Psychiatrie überlassen blieb. Diese Personen benötigen in mehr oder minder großem Umfang psychosoziale Unterstützung. Mithilfe dieser Unterstützungsmaßnahmen können mittlerweile viele von ihnen auch an einer ambulanten Psychotherapie teilnehmen. Das funktioniert zu einem Teil auch relativ konfliktfrei. Dies vor allem dann, wenn die sozialpädagogischen und gesundheitsförderlichen Maßnahmen[50] vor Beginn der Psychotherapie begonnen haben. Aber auch in diesem Fall kann es zu Schwierigkeiten kommen, wenn Ziele und Arbeitsweisen der Maßnahmen denen der Psychotherapie zuwiderlaufen. Gelingt es uns in diesem Fall, die Patient:innen zu motivieren, und sind sie fähig, diese Widersprüche mit den anderen Beteiligten zu verhandeln, ist das nicht selten ein großer Schritt im Prozess gelingender Subjektivierung, weil sie dann ja eine eigene Stellung zwischen den

---

50 Beispiele: Unterstützung durch sozialpsychiatrische Dienste, Ergotherapie, Soziotherapie, sozialpädagogische Einzelfall- und Familienhilfen, Jugendhilfe, häusliche und psychiatrische Pflege, Drogen- und Suchtberatung, Erziehungs- und Familienberatung, Selbsthilfe und Angehörigenhilfe, …

verschiedenen mit ihnen befassten und an ihnen »herumdokternden« Akteuren beziehen. Leider gelingt das nicht immer. Was dann? Darf ich dann als Psychotherapeut mit den anderen Akteuren sprechen, über den Kopf der Patient:innen hinweg? Wegen der Autorität und des »Gewichts« der Profis ist diese Gefahr groß, selbst wenn die Patient:innen, wie es selbstverständlich sein sollte, bei solchen Gesprächen anwesend sind und mitsprechen. Die Fachleute sind schon mal von ihrer Zahl in der Mehrheit, seitens ihres sozialen, vor allem aber seitens ihres symbolischen Kapitals aber in völliger Übermacht. Förderung von Subjektentwicklung stellt sich dann nicht selten als ein ziemlich prekäres Unterfangen heraus. Nicht viel besser sieht es aus, wenn ich in der Behandlung zum Schluss komme, eine Maßnahme (z. B. eine Einzelfallhilfe oder betreutes Wohnen) anzuraten und ggf. auch dabei zu helfen, sie zu implementieren. Ich werde dann im Feld des Alltags der Patient:innen aktiv. Ich greife, vermittelt durch andere Helfer:innen, aktiv in ihren Alltag ein, bleibe aber gleichzeitig vielleicht die Person, mit der sie die zurzeit intensivste emotionale, nicht selten auch konflikthafte Beziehung teilt. Dann habe ich als Psychotherapeut eine Macht, welche, auch wenn ich sie nicht will, unter Umständen weder den Patient:innen noch meiner Berufsausübung zuträglich ist.

Hier wird ein Dilemma deutlich, welches erklärt, warum Psychotherapeut:innen in aller Regel so wenig erfreut sind, wenn ihre Wirkungsmöglichkeiten durch neue Gesetze und Regelungen, wie z. B. die Möglichkeit, Soziotherapie zu verordnen oder Arbeitsunfähigkeitsbescheinigungen auszustellen, erweitert werden (sollen). Aber dieser Prozess der Verbreiterung der Interventionsmöglichkeiten schreitet kontinuierlich voran. Mit der Reform der Psychotherapie-Ausbildung von 2019 wird an den Universitäten ein sogenanntes »Direktstudium« der Psychotherapie installiert. Die mit diesem Studium erschlossenen Tätigkeitsfelder umfassen sehr viel weitere Bereiche, als den bisherigen Psychotherapeut:innen zugänglich waren: Begutachtung, Suchtbehandlung, Rehabilitation/Prävention und anderes gehören zukünftig zum »Standard« psychotherapeutischer Tätigkeit, es wurde sogar die Rezeptierung von Psychopharmaka diskutiert und nur knapp abgewendet. Die Implementierung der ambulanten Psychotherapie als Allheilmittel für seelische Nöte aller Art beschert uns Psychotherapeut:innen zwar wachsende Tätigkeitsfelder, wachsende Märkte und wachsende Anerkennung, zeigt aber mittlerweile auch ihre Schattenseiten. Das Dilemma der ambulanten Psychotherapie besteht darin, in erweitertem Umfang Menschen in ihren seelischen Nöten helfen zu wollen und meist auch zu können. Dabei werden sie aber zunehmend in berufs- und institutionsübergreifende Strukturen verwickelt, die bewirken können, dass ihre eigentliche Auftragserfüllung dabei Schaden nimmt. Dies kann geschehen, indem sie über die Koordination und Verordnung alltagspraktischer Hilfen direkt in die Alltagsgestaltung der Patient:innen eingebunden werden und so aktiv in die Gestaltung von konkreten Lebensvollzügen eingreifen. Sie werden so von Therapierenden zu Betreuenden.

Nun habe ich bisher allein die ambulante Psychotherapie betrachtet. Bereiche, in denen Psychotherapeut:innen ganz selbstverständlich mit anderen Berufsgruppen und Institutionen kooperieren, sind die der stationären Psychotherapie, der psychotherapeutischen Angebote in der Jugendhilfe, der Angebote in Krisen-, Frauen-, Kinderschutz und in vielen weiteren Praxisfeldern mehr. Zugegeben, hier wird nicht in strengem Sinn Richtlinientherapie betrieben, aber natürlich ist es Psychotherapie, wenn die Tätigkeit fachgerecht von entsprechend ausgebildetem Personal ausgeübt wird. Hier geht etwas, sicherlich oft nicht konfliktfrei, was in der niedergelassenen Praxis nur sehr holprig funktioniert. Es müssen also andere, tiefer liegende oder strukturelle Gründe sein, welche die berufs- und institutionsübergreifenden Kooperationen in der ambulanten Praxis erschweren oder gar verhindern.

Einer der Gründe, welche die Kooperation erschweren, ist ein ideeller, besser gesagt, ein ideologischer (Ideologie hier als falsches Bewusstsein verstanden). Die Therapeut:in-Patient:in-Beziehung bekommt in der ambulanten Psychotherapie den Schein einer fast sakral anmutenden Einmaligkeit. »Mein Therapeut«, oft mit einer Emphase gesprochen, die skurril wirken würde, wenn mit der gleichen Emphase »mein Zahnarzt«, »meine Gynäkologin«, »meine Internistin« gesagt würde. Bestenfalls würde ich meinem Notarzt, der mir nach einem schweren Verkehrsunfall das Leben gerettet hat, mit einem ähnlichen Nimbus ausstatten, wie es viele Patient:innen mit ihren Psychotherapeut:innen tun. Dabei sind zwei Dinge völlig klar: Alle menschlichen Beziehungen sind einmalig und damit singulär. Und Einmaligkeit kann man auch nicht steigern. Zweitens, wenn therapeutische Beziehungen *nur* einzigartig wären, könnte man keine wissenschaftliche Psychotherapie betreiben, denn nichts in unseren Tätigkeiten wäre dann mehr untereinander vergleichbar. Der Nimbus der Einmaligkeit der Therapeut:in-Klient:in-Beziehung kann damit nicht durch die Tatsache erklärt werden, dass es eine Heiltätigkeit ist, denn heilen tun die anderen Mediziner:innen auch.

Weiterhin ist es bezeichnend, dass Patient:innen, die in Kliniken behandelt wurden, die dortigen Psychotherapeut:innen ganz überwiegend zwar lobend, aber recht sachlich schildern – und zwar auch dann, wenn sie sich sehr gut behandelt fühlten. Den in den Kliniken tätigen Psychotherapeut:innen wird in der Regel nicht ein solcher Nimbus attribuiert wie ihren ambulanten Kolleg:innen. Wie ist das zu erklären? Naheliegend ist, dass die Patient:innen mit ihren Therapeut:innen in der Klinik viel stärker in einem gemeinsamen Alltag in Kontakt

kommen, der Kontakt somit auch durch »banale Erlebnisse« und die Bewältigung eines gemeinsam erlebten Alltags geprägt ist.[51]

Das besondere Setting in der ambulanten Psychotherapie (große emotionale
Nähe bei gleichzeitiger maximaler Alltagsferne), für die es ja, wie oben beschrieben, gute Gründe gibt, ist das Treibhaus, in dem dieser Nimbus gedeiht. In
dem Moment, in dem wir uns für unsere Patient:innen sichtbar in die Niede-
rungen des Alltags begeben, und das tun wir in dem Moment, wo wir mit ihrem
Umfeld kooperieren, verlieren wir auch unseren Nimbus. Wer das nicht riskieren
will, sollte Kooperation vermeiden. Ich meine das durchaus ernst, wir verlieren
einen Teil unserer Wirkung. Und auch wenn ich diesem Teil unserer Wirkung
bzw. Nebenwirkung (Fachbegriff = Idealisierung) kritisch gegenüberstehe, wir
müssen uns dann einige Gedanken machen, wie wir den Wirkungsverlust aus-
gleichen. Vielleicht eben auch durch die Kooperation mit Akteuren aus dem
Alltag der Patient:innen. Diese Kooperation verändert unsere Beziehung zu den
Patient:innen nachhaltig. In die Beziehung zu ihnen fließt dann ein Aspekt all-
tagssolidarischen Handelns ein. Der Mythos zweier bürgerlicher, in komplett
separierter Privatheit getrennt handelnder autonomer Akteure ist dann nicht
mehr aufrechtzuerhalten, das entsprechende Stück Ideologie auch nicht mehr.
Das macht uns in einer neuen Weise greifbar, allerdings auch angreifbar – und
dies, ohne dass wir den Schutz genössen, den ein funktionierendes Team in einer
Institution uns bieten kann. Von daher ist die Zögerlichkeit, mit der wir Psy-
chotherapeut:innen der wachsenden Notwendigkeit fach- und institutions-
übergreifender Kooperation begegnen, verständlich. Aber in dem Maße, in dem
wir uns den oben beschriebenen neuen Patient:innengruppen öffnen, werden wir
nicht umhinkommen, diesen Weg zu gehen. Damit wir diesen Weg gehen können, werden wir nicht umhinkommen, uns umfänglich neu zu orientieren und zu
qualifizieren.

Neben den ideellen oder ideologischen Verwicklungen, welche mit der Kooperation verbunden sind, gibt es zumindest noch einen weiteren Grund, der
Kooperation erschwert, wenn er nicht sogar umfassendere Kooperation komplett
verhindert. Dies ist ein struktureller, nämlich die Organisationsform ambulanter
Psychotherapie in der Form der niedergelassenen Einzelpraxis. Dabei ist es
unerheblich, ob Kolleg:innen sich zusammentun und eine Praxisgemeinschaft
bilden oder es vorziehen, ganz allein zu arbeiten. Denn Praxisgemeinschaft bedeutet lediglich, dass sie ihre Unkosten wie Miete, Strom, Reinigungskraft und
Telefon teilen. Es bedeutet aber nicht, dass die Behandlungslasten und -belas-
tungen kooperativ geteilt würden, von einer sicher wertvollen, aber nicht kon-

---

51 Etwas Ähnliches lässt sich an vielen Stellen beobachten. Hier noch ein Beispiel aus dem
   Krankenhaus: Der Nimbus von Chefärzt:innen steigt umso mehr, je seltener sie bei Visiten ins
   Zimmer schweben und sich huldvoll zu den Patient:innen herunterbeugen.

tinuierlich stattfindenden Intervision einmal abgesehen. Kontinuierliche Kooperation ist nämlich ein (all-)tägliches Geschäft. Kolleg:innen in den Kliniken wissen aber auch, wie anstrengend das ist. Bei Praxisgemeinschaften, aber auch bei Gemeinschaftspraxen sind zudem die Psychotherapeut:innen fast ausschließlich unter sich. Gleiches gilt im Prinzip auch für Medizinische Versorgungszentren. Fächerübergreifendes Arbeiten ist mit Ausnahme von Psychiatrischen Institutsambulanzen nicht möglich.

Grundsätzlich kann man fächer- und institutionsübergreifend nur arbeiten, wenn gewachsene Kooperationsstrukturen existieren. Diese Beziehungen erfordern neben der eigentlichen Aufbauarbeit eine kontinuierliche Pflege. In der ökonomischen Struktur, in welcher die niedergelassenen Praxen finanziert werden, nämlich in Form der an die Einzelpatient:innen gebundenen Einzelleistungsvergütung, gibt es für eine integrative gemeindenahe Einbindung der Leistungen keine Finanzierung. Diese müsste allgemeiner Natur und nicht einzelfallbezogen sein, wie es jetzt fast ausschließlich der Fall ist. Eine Psychotherapie, welche die Patient:innen in ihrer sozialen Einbindung alltagsnah und ggf. unter Einbeziehung gemeindenaher Konzepte behandelt, ist innerhalb der derzeitigen gesellschaftlichen Verfasstheit des Gesundheitswesens nicht möglich. Unser Gesundheitssystem geht vom individuell erkrankten Subjekt aus. Das wird im ambulanten Bereich ausschließlich von niedergelassenen Selbständigen behandelt. Das als individuell psychisch erkrankt definierte Subjekt wird in der »klassischen« Psychotherapie von einem sich als selbständig agierend definierenden Subjekt behandelt. Unter den gegebenen gesellschaftlichen Bedingungen ist das sogar für einen zurzeit immer noch großen Teil von Betroffenen durchaus sinnvoll. Personen mit ausreichend ökonomischem und sozialem Kapital können, sollen und werden voraussichtlich noch über längere Zeiträume von dieser Form psychotherapeutischer Praxis profitieren können.

An der Struktur der ambulanten psychotherapeutischen Versorgung als einer singulär, einzelfallbezogenen und weitgehend von anderen Hilfsangeboten isolierten Tätigkeit zeigt sich auch noch einmal, was Psychotherapie ursprünglich ist: eine Hilfe zum biografischen Selbstentwurf eines bürgerlichen Individuums. Dieses Individuum ist sozial als ein privates, isoliertes Subjekt konstruiert und versteht sich auch selbst als ein solches. Isolation stellt aber (wie oben gezeigt) eine der wesentlichen Bedingungen für das Auftreten seelischen Leids und seelischer Störung dar. Psychotherapie in ihrer gängigen Form als eine Praxis in Abgeschiedenheit macht diese selbst zu einer Veranstaltung, die immer auch Gefahr läuft, die Isolation, die sie aufheben will, gleichzeitig zu reproduzieren.

Die Frage ist, in welche Richtung sich Psychotherapie entwickeln soll oder muss, will sie mit gesellschaftlichen Veränderungen Schritt halten. Bewiesen ist jedenfalls, dass Psychotherapie auch innerhalb des Gesundheitswesens anders gehen kann. Das zeigen psychosomatische Kliniken. Hier wird in einem künst-

lichen temporären Alltag, in einer gewissermaßen künstlichen »Gemeinde« kooperativ behandelt. Bekannt ist das Konzept unter dem Namen Milieutherapie.
Zwar werden viele Leistungen in Kliniken ebenfalls als Einzelleistungen finanziert, in diese Finanzierung gehen trotzdem die Leistungen ein, welche ein Be-
handlungskollektiv insgesamt für sich selbst und für das Patientenkollektiv erbringt. Anders wäre Klinik gar nicht machbar.

Dass Psychotherapie prinzipiell auch ambulant in kollektiv eingebundener
Form möglich ist, zeigen die vielen anderen psychosozialen und gesundheits-
fördernden Institutionen, in denen das bereits heute geschieht (sozialpsychiatrische Dienste, Erziehungsberatungsstellen, Familien- und Gesundheitszentren
etc.). Allerdings in Finanzierungsformen, die überwiegend staatlicher Natur
sind. Denn Krankenkassen finanzieren nur die Krankenbehandlungen ihrer jeweiligen Mitglieder. Ein finanzielles Engagement für die Herstellung eines sozialen Zusammenhangs, in welchen auch Mitglieder anderer Krankenkassen
eingebunden sind, werden in Konkurrenz zueinander stehende Krankenkassen
nicht übernehmen wollen. An dieser Stelle verweigern sie sich einer finanziellen
Verantwortung, selbst dann, wenn ihre eigenen Mitglieder davon profitieren
würden. Dieses Problem könnte gelöst werden, wenn es eine Einheitskranken-
versicherung oder ein einheitliches Gesundheitssystem für alle Bürger:innen
gleichermaßen gäbe. Das ist zurzeit, auf Deutschland bezogen, allerdings eine
Vision, so wie auch die Umgestaltung gewerblich/profitorientierter Kliniken und
Gesundheitsdienstleister zu gemeinnützigen Institutionen (noch) eine Utopie
ist.

Wir werden die Umgestaltungen der psychosozialen Landschaften nur aktiv
mitgestalten können, wenn wir Psychotherapie als soziale Praxis begreifen und
gestalten: als eine Praxis der Verantwortung für die einzelnen Patient:innen
gerade durch die Einbeziehung ihrer sozialen Kontexte.

10. Literaturliste

Aichhorn, A. (2005). *Verwahrloste Jugend*. Bern: Huber.

Arbeitskreis OPD. (2014). *OPD-2 – Operationalisierte Psychodynamische Diagnostik, Das Manual für Diagnostik und Therapieplanung*. 3., überarbeitete Aufl. Göttingen: Hogrefe.

Arnold, O. (1970). *Therapie der arteriellen Hypertonie*. Berlin Heidelberg: Springer.

Barmer Ersatzkasse. (2017, 2018, 2019). *Barmer Arztreport* https://www.barmer.de/presse /infothek/studien-und-reports/arztreporte, abgerufen am 16.2.2022.

Board, B. & Fritzon, K. (2005). *Disordered personalities at work*. Psychology, Crime & Law, Vol. 11(1), S. 23 ff.

Bourdieu, P. (1982). *Die feinen Unterschiede. Kritik der gesellschaftlichen Urteilskraft*. Frankfurt am Main: Suhrkamp.

Bourdieu, P. (1983). *Ökonomisches Kapital, kulturelles Kapital, soziales Kapital*. In: Soziale Ungleichheiten (Soziale Welt Sonderband 2). Hrsg. v. Reinhard Kreckel. Göttingen: online verfügbar: http://unirot.blogsport.de/images/bourdieukapital.pdf, abgerufen am 16.2.2022.

Bourdieu, P. (1992). *Die verborgenen Mechanismen der Macht*. In: Schriften zu Politik & Kultur. Hrsg. v. M. Steinrücke. Hamburg: VSA-Verlag.

Bourdieu, P. (2012). *Die männliche Herrschaft*. Berlin: Suhrkamp.

Deutsche Angestellten Krankenkasse (2020). *DAK-Psychoreport*. https://www.dak.de/dak /bundesthemen/dak-psychoreport-2020-2335930.html#/, abgerufen am 16.2.2022.

Dörner, K. (1975a). *Bürger und Irre Zur Sozialgeschichte und Wissenschaftssoziologie der Psychiatrie*. Frankfurt am Main: Fischer.

Dörner, K. (1975b). *Diagnosen der Psychiatrie*. Frankfurt: Campus.

Egger, J.W. (2015). *Das biopsychosoziale Krankheits- und Gesundheitsmodell*. https://www. researchgate.net/publication/312744775_Das_biopsychosoziale_Krankheits-_und_Ges undheitsmodell.

Franzowiak, P. & Hurrlemann, K. (2018). *Gesundheit*. https://www.leitbegriffe.bzga.de/al phabetisches-verzeichnis/gesundheit/, abgerufen am 16.2.2022.

Foucault, M. (1969). *Wahnsinn und Gesellschaft. Eine Geschichte des Wahns im Zeitalter der Vernunft*. Frankfurt am Main: Suhrkamp.

Foucault, M. (1976). *Überwachen und Strafen: Die Geburt des Gefängnisses*. Frankfurt am Main: Suhrkamp.

Foucault, M. (1981). *Archäologie des Wissens*. Frankfurt am Main: Suhrkamp.

Foucault, M. (1987). *Sexualität und Wahrheit – Erster Band: Der Wille zum Wissen.* Frankfurt am Main: Suhrkamp.

Foucault, M. (1989). *Sexualität und Wahrheit – Dritter Band: Die Sorge um sich.* Frankfurt am Main: Suhrkamp.

Foucault, M. (2014). *Schriften in vier Bänden.* Dits et Ecrits, Band II, 1970–1975. Frankfurt am Main: Suhrkamp.

Frank, J. (1981). *Die Heiler.* Klett-Cotta: Stuttgart.

Fuchs, T. (2018). *Chronopathologie der Überforderung, Zeitstrukturen und psychische Krankheit.* In: Das überforderte Subjekt. Hrsg. v. T. Fuchs, L. Iwer & S. Micali. Berlin: Suhrkamp, S. 52 ff.

Fuchs, T. (2020). *Verteidigung des Menschen.* Berlin: Suhrkamp.

Fuchs, T. (2021). *Das Gehirn – ein Beziehungsorgan.* Stuttgart: Kohlhammer.

Gehlen, A. (2014). *Der Mensch, seine Natur und seine Stellung in der Welt.* 16. Auflage. Wiebelsheim: AULA-Verlag.

Gemeinsamer Bundesausschuss. (2009). *Psychotherapie-Richtlinie, Fassung vom 19. Februar 2009*, geändert 22. November 2019, https://www.g-ba.de/richtlinien/20/, abgerufen am 16.2.2022.

Grubner, A. (2017). *Die Macht der Psychotherapie im Neoliberalismus.* Wien: mandelbaum.

Habermas, J. (1968). *Technik und Wissenschaft als »Ideologie«.* Frankfurt am Main: Suhrkamp.

Hasler, F. (2012). *Neuromythologie.* Bielefeld: transcript Verlag.

Heinz, A. (2014). *Der Begriff der psychischen Krankheit.* Berlin: Suhrkamp.

Handerer J., Thom, J. & Jacobi, F. (2018). *Die vermeintliche Zunahme der Depression auf dem Prüfstand. Epistemologische Prämissen, epidemiologische Daten, transdisziplinäre Implikationen.* In: Das überforderte Subjekt. Hrsg. v. T. Fuchs, L. Iwer & S. Micali. Berlin: Suhrkamp, S. 159 ff.

Henningsen, P., Gündel, H. & Ceballos-Baumann, A. (2006). *Neuro-Psychosomatik – Grundlagen und Klinik neurologischer Psychosomatik.* Stuttgart: Schattauer.

Hohage, R. (2011). *Analytisch orientierte Psychotherapie in der Praxis.* 5. Auflage. Stuttgart: Schattauer.

Honneth, A. (2007). *Gerechtigkeit und kommunikative Freiheit*, Überlegungen im Anschluss an Hegel. https://www.eurozine.com/gerechtigkeit-und-kommunikative-freiheit-uberlegungen-im-anschluss-an-hegel/, abgerufen am 16.2.2022.

Illouz, E. (2011). *Die Errettung der modernen Seele.* Frankfurt am Main: Suhrkamp.

Jantzen, W. (1979). *Grundriss einer allgemeinen Psychopathologie und Psychotherapie.* Köln: Pahl-Rugenstein.

Jantzen, W. (1980). *Menschliche Entwicklung, allgemeine Therapie und allgemeine Pädagogik.* Solms-Oberbiel: Jarick.

Jütte, R. (2019). *Placeboforschung: Selbst eingebildete Pillen können wirken.* Deutsches Ärzteblatt PP 8, Ausgabe August 2019, S. 362.

Kant, I. (1784). *»Beantwortung der Frage: Was ist Aufklärung?«* In: Berlinische Monatsschrift, Band 12, 481–494.

Kuhn, T. (1976). *Die Struktur wissenschaftlicher Revolutionen.* Frankfurt am Main: Suhrkamp.

Kutscher, J. (1993). *Die Opfer der Schreibkultur.* In: »Die Zeit« 04/1993.

Leontjew, A (1982). Tätigkeit, Bewußtsein, Persönlichkeit.Erschienen in der Reihe: Studien zur Kritischen Psychologie. Köln: Campus, online verfügbar unter http://www.kritische-psychologie.de/texte/al1982.html, abgerufen am 16. 2. 2022.

Lurija, A. (1982). *Sprache und Bewußtsein*. Köln: Pahl-Rugenstein.

Maio, G. (2011). *Verstehen nach Schema und Vorgaben – zu den ethischen Grenzen einer Industrialisierung der Psychotherapie*. Psychotherapeutenjournal 2/2011, S. 132.

Marx, K. (1972), Erstausgabe 1867. *Das Kapital*. Bd. 1. Berlin: Dietz Verlag.

Marx, K. & Engels, F. (1968). *Werke, Band 23*, »Das Kapital, Bd. I«, Siebenter Abschnitt, 24. Kapitel »Die sogenannte ursprüngliche Akkumulation«. Berlin/DDR: Dietz Verlag.

Mentzos, S. (2009). *Lehrbuch der Psychodynamik*. Göttingen: V&R.

Resch, F. & Westhoff, K. (2013). *Das biopsychosoziale Modell in der Praxis: Eine kritische Reflexion*. Resonanzen. E-Journal für Biopsychosoziale Dialoge in Psychotherapie, Supervision und Beratung, 1(1), 32–46. https://www.resonanzen-journal.org/index.php/resonanzen/article/view/190/123, abgerufen am 16. 2. 2022.

Robert Koch-Institut & DESTATIS. (2015). *Gesundheit in Deutschland 2015*, Berlin. https://www.rki.de/DE/Content/Gesundheitsmonitoring/Gesundheitsberichterstattung/GesInDtld/GesInDtld_node.html, abgerufen am 16. 2. 2022.

Reckwitz, A. (2020). *Das hybride Subjekt*. Berlin: Suhrkamp.

Reckwitz, A. (2019). *Die Gesellschaft der Singularitäten Zum Strukturwandel der Moderne*. Berlin: Suhrkamp.

Rosa, H. (2016). *Resonanz. Eine Soziologie der Weltbeziehung*. Berlin: Suhrkamp.

Roth, G. (2014). *Wie das Gehirn die Seele macht*. Stuttgart: Klett-Cotta.

Rudolf, G. (2020). *Strukturbezogene Psychotherapie. Leitfaden zur psychodynamischen Therapie struktureller Störungen*. 3., überarb. und erw. Auflage. Stuttgart: Schattauer.

Rudolf, G. & Rüger, U. (2016). *Psychotherapie in sozialer Verantwortung. Annemarie Dührssen und die Entwicklung der Psychotherapie*. Stuttgart: Schattauer.

Schubenz, S. (1993). *Psychologische Therapie bei Entwicklungsbehinderung*. Frankfurt am Main: Peter Lang.

Schubert, F. (2016). *Moderne Arbeitswelt und psychische Gesundheit*. In: KONTEXT 47, 3, S. 240–256, Göttingen: Vandenhoeck & Ruprecht.

Spitzer, M. (2018). *Einsamkeit*. München: Droemer.

Techniker Krankenkasse (2018, 2019, 2020, 2021). *TK-Gesundheitsreporte*. https://www.tk.de/firmenkunden/service/gesund-arbeiten/gesundheitsberichterstattung/gesundheitsreport-arbeitsunfaehigkeit-2033764.

Taylor, C. (1996). *Quellen des Selbst*. Frankfurt am Main: Suhrkamp.

Vygotskij, L.S. (2002). *Denken und Sprechen*. Herausgegeben und aus dem Russischen übersetzt von Joachim Lompscher und Georg Rückriem. Weinheim, Basel: Beltz.

Wampold, B., Imel, Z. & Flückiger, C. (2017). *Die Psychotherapie-Debatte. Was Psychotherapie wirksam macht*. Göttingen: Hogrefe.

Weber, M. (2010). *Die protestantische Ethik und der Geist des Kapitalismus*. München: Beck.